超級蔬果
綠拿鐵

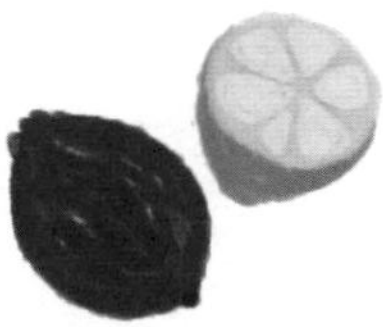

素人天然食研究會 ／編著

前言

愛美是人的天性，為了保養肌膚，從古至今，人們花費了不少功夫。肌膚保養的方式可分為外敷及內服。外敷效果雖快，卻是治標不治本，唯有確實調整好體質，才能由內而外散發出亮麗光彩。

現代人因為工作忙碌、作息時間不規律，三餐多為外食，也吃得不健康、不營養，不只一天五蔬果的目標難以達成，而且多油多鹽，還有三不五時的食安危機，常一不小心就吃出問題，要順應四時養生更是困難重重。至於外用的面膜、乳液等保養品、化妝品化學成分太多，有時不僅解決不了肌膚問題，反而帶來其他更多的毛病。

為此，本書將針對幾種常見的肌膚小毛病，介紹多款隨手就能輕鬆、簡單做出的蔬果汁、飲品，讓忙碌的上班族也能吃得簡單又健康。透過營養豐富的飲食，改善各種肌膚問題，幫助你擁有亮麗光彩的好氣色。

目錄

Chapter 1 保濕是養顏美容的基礎

Chapter 2

不用花大錢也能輕鬆美白除斑

Chapter 3

無痛簡單的除皺抗老法

Chapter 4

和惱人的青春痘、粉刺說再見

Chapter 1

保濕是養顏美容的基礎

台灣氣候雖偏濕，一到了秋冬，仍有乾燥不適的問題。有些人的肌膚會出現白色屑屑、細紋橫生，甚至會有搔癢感，這些通常都是肌膚所發出的「警訊」。

一般身上之所以會起皮屑，主要是因皮膚角質層角化脫落過快所造成，而這多與秋冬天氣過於乾燥有關。因為秋冬氣候乾燥寒冷，人體皮脂腺的分泌減少，使得皮膚容易缺水；其次，護膚方式不正確也會導致皮膚缺水，進而引起角質層角化脫落。還有像是缺乏維生素B或罹患某些皮膚病也會引起這樣的現象。

有些人會去購買滋潤型保水的保養品，從外部加強肌膚保濕。不過若是從醫學的觀點來說，皮膚終究不是用來吸收的器官，怎麼塗塗抹抹，都無法解決由身體內部所產生的問題。要解決秋燥，只能從改善體質做起，尤其可吃當季蔬果，因為當令食材往往是最新鮮也最符合人體所需。

就營養學角度來說，蔬果含有豐富水分、維生素和多種礦物質，是人體營養來源之一。多吃當季新鮮蔬果可補充肌膚所需水分和營養，促進肌膚正常代謝，改善乾燥和老化的困擾，讓肌膚細緻水嫩有光澤。

要解決因為水分不足而導致肌膚乾燥掉皮屑（排除部分皮膚病如乾性濕疹）的問題，可以適當補充水分、維生素，以起到保護肌膚的作用。飲食上，除了喝一般的開水，偶爾也可以換換口味，改喝以下幾款保濕飲品、蔬果汁。

櫻桃優酪乳

◇材料

櫻桃……九顆
優酪乳……二五〇毫升
葡萄乾……適量

◇作法

1. 洗淨櫻桃，對半切開，去籽。
2. 將櫻桃與葡萄乾放入優酪乳中即可食用。

櫻桃的食用歷史最早記載在西漢文獻中，宋朝的《本草圖經》則將櫻桃列入藥用。中醫古籍《名醫別錄》中說：「櫻桃調中益脾氣，令人好顏色」，其他醫書也有記載櫻桃「能大補元氣，滋潤皮膚」，可見常吃櫻桃能讓皮膚光滑潤澤。

從中醫觀點來看，櫻桃有很大的藥用價值，其味甘酸，性微溫，能健脾去濕、補中益氣、滋養肝腎，有補氣養顏、潤澤肌膚的功效，可用於脾胃虛弱、四肢乏力、頭暈心悸、血虛等症狀。

櫻桃的主要成分是糖，其他還有蛋白質及維生素、礦物質，其中鐵、鎂、磷、鈣、鉀等礦物質含量都比一般水果來得豐富，極具營養價值。這些礦物質能有效強化骨骼、改善腸胃、促進身體血液循環，所以自然有粉嫩膚色、調節生理機能、增強活力、減緩壓力的功效。再者，櫻桃中所含豐富的維生素A、B、C也有抗老化、美膚潤澤、提高免疫力、抗癌的效用。

櫻桃所含維生素中，尤以維生素C的含量最高，能促進吸收鐵質和鈣質；豐富的膳食纖維可以促進腸胃蠕動；花青素是強力的抗氧化劑，不只能抗氧化、促進血液循環、還可預防有害酵素破壞膠原蛋白、抗發炎，能有效消除、減輕肌肉酸痛；活性物質鞣花酸（Ellagic acid）則有消除加工品致癌的作用，達到防癌的效果；蛋白質、糖、磷、類胡蘿蔔素可以養顏美容、延緩老化、預防感冒；褪黑激素有助控制睡眠，改善失眠問題。

常吃櫻桃可以補充鐵，因為櫻桃的鐵含量是各種水果之首。鐵可以促進血紅蛋白再生，是合成人體血紅蛋白（Hemoglobin）、肌紅蛋白（Myoglobin）的原料，可以改善缺鐵性貧血，增強體質，使皮膚紅潤嫩白，去皺除斑。在合成蛋白質與能量代謝的過程中，鐵也發揮著重要作用，而且與大腦以及神經功能、衰老過程等有密切關係，所以常吃櫻桃有助改善大腦、健腦益智，甚至有研究顯示可以減少阿茲海默症以及亨丁頓舞蹈症（Huntington's Disease）的症狀。

櫻桃中的維生素A含量也很多，約是葡萄、蘋果等的四～五倍，而維生素A與視力的保健息息相關，若有缺乏，會導致眼睛疼痛、視力下降、怕光等症狀，所以常吃櫻桃也有助保健視力、預防視力下降。

根據美國的一項研究顯示，吃櫻桃還有助降低痛風發作的風險，這是因為櫻桃富含鉀質，可以促進尿酸從尿液中排出，所以對預防痛風有一定的效果。

優酪乳的原料是新鮮牛奶，其中加有益生菌。有些益生菌可以改善腸道菌群失調、便祕，適合有便祕的人食用，但有腹瀉情況的人則不可大量食用，以免加重病情。

飲用優酪乳的功效有：

（一）幫助克服乳糖不適症。有些人對新鮮牛奶中的乳糖過敏，喝了鮮奶後會腹瀉、腹鳴或消化不良。新鮮的優酪乳中有乳糖酶的活性，可促進乳糖分解，防止乳糖不適症。

（二）降低膽固醇。優酪乳中含有3-3羥-3甲基戊二酸和乳酸，可有助降低膽固醇，預防老年人心血管疾病。

（三）預防便祕以及細菌性腹瀉。優酪乳中產生的有機酸可以增加腸蠕動，刺激分泌胃液，改善消化功能，防止便祕，因此能抑制有害物質累積在腸道中。

（四）提高免疫力。優酪乳中含有乳酸菌，可以產生一些增強免疫功能的物質，提高人體免疫力，預防疾病。

（五）維護腸道菌群。優酪乳中含有益生菌，這是保護腸道健康的其中一個健康菌群。益生菌等有益的菌群可以形成生物屏障，抑制有害菌入侵腸道。

（六）養顏美容。優酪乳能防治便祕，幫助消化，故而能幫助排出體內累積的毒素，讓肌膚更健美。

葡萄乾就是葡萄曬乾後的果實，含水量只有一五%～二五%，果糖的含量則高達六十%，主要成分為葡萄糖以及少許膳食纖維，還有少量的維生素與蛋白質，營養價值非常高。

葡萄糖是可以直接轉化為能量的醣類，在體內被吸收後，會立刻轉變成人體所需能量，能快速補充能量，而且對心肌有營養作用，有助於冠心病患者的恢復，也有助預防眩暈、心悸、乏力等低血糖反應症狀。

葡萄在曬製成葡萄乾時，很大限度地保留了葡萄皮，而葡萄皮的營養含量遠高於果肉，有利於保留葡萄乾中一些穩定的營養素，像是鐵、鋅、錳、蛋白質、礦物質等，其中的鐵、鈣含量十分豐富，可以補血氣、調養腎臟、提高身體抵抗力、幫助改善貧血以及血小板減少的問題，對兒童、女性、體弱貧血者來說，都是很好的滋補品。其他的礦物質及胺機酸也對神經衰弱或過度疲勞的人有很好的補益作用。

葡萄乾含有大量的多酚類物質、花青素，有強力的抗氧化效果及去除過氧化自由基的能力，除了可以提高免疫力，也可補血、維持血管的完整、強化微血管彈性，促進血液循環，延緩細胞老化，進而緩解手腳冰冷、腰痛、貧血等現象。所以對女性而言，可常吃葡萄乾緩解經期帶來的不適。

葡萄乾裡的酒石酸是葡萄所特有的，於胃酸中消化後會進入腸道，吸附造成便祕、癌細胞的有害物質，並排出體外，再配合上葡萄乾的食物纖維，能發揮整腸作用，有效縮短糞便在腸內滯留時間，讓排泄物快速通過直腸，改善便祕。此外，其中的纖維還能防止果糖在血液中轉化成三酸甘油脂，所以能降低罹患心臟病的風險。

葡萄乾中還有一種成分叫白藜蘆醇（resveratrol），是抗氧化的絕佳食物，能有效防止健康細胞惡變以及抑制惡性腫瘤增長、阻止白血病細胞分裂、防止癌細胞擴散，有極佳的抗癌作用。

患有局部缺血性心臟病和動脈粥樣硬化性心臟病的患者也可常吃葡萄乾，因為葡萄乾含黃酮類物質多，而類黃銅是一種強力抗氧化劑，除了在保護心臟上有很好的效用，也是一種強力的抗氧化劑。加上葡萄乾有豐富的鉀元素，可以維持心跳正常運作，所以若是肌肉與心臟收縮功能不正常，也可多吃葡萄乾。

葡萄乾中因含有白藜蘆醇、類黃銅等能消除體內自由基的抗氧化劑，所以也有養顏美容的作用。

吃葡萄乾也有助於改善性功能障礙。葡萄乾不是典型的壯陽藥，但其成分含有精胺酸。精胺酸是形成精子的必需成分，有放鬆血管、增加血流的作用，能改善勃起障礙，也能增加男性性慾。

除了上述好處，葡萄乾還有益牙齒健康。葡萄乾雖是甜食，但會導致口腔疾病的醣類是蔗糖，而葡萄乾中所含醣類是果糖與葡萄糖，不會引發口腔疾病。而且葡萄乾中的化合物——石竹素——能有效抑制多種口腔細菌生長，防止牙齒脆化、預防蛀牙，而且葡萄乾中含有硼，可以幫助鈣質吸收，並有效將鈣質運送到骨骼和牙齒，所以吃葡萄乾實有維護牙齒健康的作用。

◇其他功效

1. 潤腸通便。
2. 防癌抗癌。
3. 預防貧血。

◇備註

1. 身體患有熱性病、虛熱咳嗽、糖尿病患者不宜食用櫻桃；洗腎或腎臟病患者要慎食。

2. 一般人一天以吃不超過九顆櫻桃為宜，以免容易上火。身體陰虛火旺及患熱病者應忌食。
3. 優酪乳、櫻桃都不宜空腹吃，同時優酪乳也不宜加熱食用。
4. 腸胃不適、腹瀉者不適合喝優酪乳。
5. 優酪乳不宜與黃豆一起吃。
6. 患有糖尿病的人忌食葡萄乾，肥胖的人也不宜多吃。

蜂蜜牛奶

◇材料

牛奶……二五〇毫升
蜂蜜……三〇毫升

◇作法

將牛奶稍微加熱後加入蜂蜜即可。

牛奶能提供多種且豐富的營養素，是最均衡的天然食品。除有品質良好的蛋白質，還有多量的維生素、礦物質，而且牛奶所含脂肪顆粒小，成高度乳化狀，易於消化吸收，可以作為熱量主要來源，為人體提供能量。正因為牛奶的營養素豐富、功效多樣、價格便宜、方便取得，所以有「天然的營養聖品」之稱。

牛奶中的蛋白質是高生物價的完全蛋白質，含有人體一切必需胺基酸，可以充分被人體吸收，用來修補、組成身體。

牛奶中的碳水化合物以乳糖為主，除了可以提供熱量，對於嬰幼兒智力發育非常重要，也有促進腸中有益菌生長、增強腸胃蠕動、促進排泄等效用，加上比例恰到好處的鈣與磷，使鈣質更容易被人體吸收利用，所以牛奶可說是補充鈣質的最佳食物來源。鈣質可以增強牙齒與骨質的密度，尤其在預防骨質疏鬆症這點上最為人所熟知。

除了礦物質，牛奶中的維生素也很多樣，像是維生素A可以預防夜盲症，有抗氧化的功能，可以防止皮膚乾燥暗沉，使皮膚白晰有光澤；維生素B_2能促進皮膚新陳代謝、滋潤肌膚、美容養顏、預防口角炎以及眼睛病變。

蜂蜜是由兩種單醣類的葡萄糖與果糖所構成，人體可以吸收，不用先分解為單糖。除了葡萄糖、果糖，蜂蜜的成分中還有各種維生素、礦物質和胺基酸，不僅美味，另有抗氧化、抗發炎、抗菌等效果，既可食用，也可入藥，可謂液體黃金。

蜂蜜的主要組成成分中九十七%是碳水化合物。蜂蜜之所以能入藥，主要是因其所含的植物抗氧化劑以及酵素。根據實證，蜂蜜的功效有：幫助改善記憶功能、降低口腔黏膜炎發生率、有益心血管健康、調控血脂、緩解因感冒所引發的咳嗽症狀等。

食用蜂蜜的幾種功效有：

（一）改善消化。蜂蜜有抗氧化、抗菌的特性，食用蜂蜜有助消除胃部問題並穩定腸道功能。

（二）消炎。蜂蜜成分中有類黃酮和多酚，這兩個抗氧化劑可以對抗炎症並消除慢性炎症。

（三）改善失眠。蜂蜜的糖分會增加血液中胰島素含量，並使血清素轉化為褪黑激素。褪黑激素對睡眠來說很重要，量不足會導致睡不好、失眠。蜂蜜中的葡萄糖、維生素、鎂、磷、鈣可以調節神經系統功能，緩解神經緊張，促進睡眠，而且不用擔心會有其他藥物所有的副作用，像是壓抑、疲憊、分神等。

（四）預防癌症。蜂蜜中黃酮類等抗氧化劑以及其他營養成分可以預防某些癌症，還能緩解心臟壓力。

（五）消除疲勞。在所有天然食品中，大腦神經原所需要的能量屬蜂蜜含量最高。蜂蜜中的果糖、葡萄糖可以很快被身體吸收利用，改善血液中所含養分。

中醫認為，蜂蜜性味甘、平，歸脾、肺、大腸經，有補中緩急、潤肺止咳、滑腸通便的功效，對腹痛、乾咳、便祕等都很有療效。中醫對蜂蜜的評價很高，指它是「草木精英，含露氣以釀成」，《本草綱目》中也說，蜂蜜有：「和營衛，潤臟腑，通三焦，調脾胃」等功能。

◇其他功效

滋補健身。

◇備註

1. 便溏者*1、一歲以下嬰幼兒不要吃蜂蜜，蜂蜜也不要與生蔥一起吃。
2. 糖尿病患者、凝血功能障礙患者、有服用調節血糖藥物或相關降血糖保健食品者以及抗凝血劑者需謹慎食用蜂蜜。
3. 有缺鐵性溶血、消化道潰瘍病、膽囊炎、胰腺炎患者不宜飲用牛奶。

玉竹養顏茶

◇材料

玉竹……三錢*2
粉光參……二錢
麥門冬……二錢

◇作法

將所有材料放入杯中，以三〇〇毫升沸水沖泡並加蓋悶泡十分鐘後即可飲用。

玉竹是補陰藥之一，屬於滋陰養氣補血之品，古人稱其平補而潤，兼有除風熱之功，能駐顏潤膚。

玉竹雖補卻不膩、不寒、不燥，所以有「補益五臟，滋養氣血，平補而潤，兼除風熱」之功。

中醫說玉竹的味甘、性微寒，歸肺、胃經，功效有養陰潤燥，生津止渴，還有滋潤皮膚的作用。《神農本草經》說玉竹：「主中風暴熱，跌筋結肉，久服去臉黑瘀，好顏色，潤澤。」《本草正義》則說玉竹可以：「治肺胃燥熱，津液枯涸，口渴嗌乾等症，而胃火熾盛，燥渴消穀，多食易飢者，尤有捷效」。所以中醫也多將玉竹用來治療乾咳少痰、津少口渴、陽虛感冒的等症上。

秋天時候，皮膚容易乾癢，常吃玉竹能有效改善乾裂、粗糙的皮膚，讓肌膚光滑有彈性。玉竹之所以能讓肌膚柔嫩，主要是因為其有補氣、補肺的功效，而中醫認為肺主皮毛，若肺氣不足，皮膚就容易黯淡、粗糙。在天氣寒冷乾燥的秋冬季節，

＊1 註：大便不成形，形似溏泥。

＊2 註：一錢約等於三．七二克。

肺部較容易受到侵襲，此時可以吃些玉竹，以維持好膚質。

根據現代藥理研究，玉竹含有維生素A、澱粉質、黏液質，些微的劑量可以興奮心臟、降低血糖，可用於風濕腰痛、肺結核消耗熱、煩熱口渴等上。此外，玉竹還可以擴張冠狀動脈，增加冠狀動脈的血流量、降血脂、抗動脈粥樣硬化等。中醫認為，心火過盛就容易誘發心血管疾病，而玉竹可以治療心火引起的疾病，所以若有心火的症狀，如急躁、盜汗、口乾舌燥、易怒、失眠等，都可以食用玉竹以清心養陰、降心火。

除了藥用，玉竹也是養顏的食材，因為玉竹富含維生素A，而維生素A有改善乾裂、粗糙肌膚的效用，可使皮膚柔軟潤滑，故而可使皮膚柔嫩細緻，起到美容護膚的功效。

此外，玉竹的具體效用還有：

（一）養護心臟。玉竹有黏多糖、玉竹果聚糖、強心苷、生物鹼和維生素A類物質，這些物質有改善心肌缺氧的作用；皂素對心肌的作用則與鈴蘭制劑類似，能增強心臟肌肉的活力。因此，玉竹對心悸、心絞痛、風濕性心臟病、冠狀動脈粥樣硬化性心臟病、肺原性心臟病所引起的心力衰竭都有一定的療效。

（二）延緩衰老。玉竹中含有較多的維生素A、C，有強效抗氧化作用，能有效消除人體內部自由基，延緩肌膚衰老，有一定的美容養顏效果。

（三）增強免疫力。玉竹中含抗氧化作用的成分，可以增強人體免疫力，抑制腫瘤生長。其他的多糖、維生素A與菸鹼酸則能增強人體抗病能力，延緩衰老。

（三）治療口腔疾病。心火上升會引起口腔疾病，而玉竹有清心養陰，降心火的作用。

粉光參是西洋參的一種，味甘微苦，性涼，能養陰生津，主要用於改善肺陰不足、虛熱喘咳、熱病傷陰燥咳等症狀。烘乾研磨成細粉後會變成中性，不會造成體寒，能有效減輕過敏性體質，但要避免連續服用兩個月以上。

粉光參能益氣降火、提神健脾兼開胃，很適合壓力大、工作忙碌、睡眠不足的人服用。

粉光參跟高麗參雖品種不太一樣，但都有強心、抗衰老、消除疲勞、增強記憶、補血止血、壯陽等功用。

粉光參中含有多種粉光參皂苷、多糖、揮發油、多種胺基酸以及十種以上的微量元素等營養成分。微量元素中的鋅可以促進生長發育、預防高血壓、抗衰老；鈣磷可以預防軟骨症；銅鐵可以預防貧血；錳鍺鉬矽可以防癌抗癌。此外，粉光參中的各種胺基酸則可以增強身體免疫機能、促進皮膚膠原細胞再生、幫助發育成長，並預防肝病、心血管疾病、貧血、關節炎等。在緩和血壓、增強免疫力、提升專注力、增強記憶力、消除疲勞上都有很好的功效。一般氣管不好、容易生病感冒、精神壓力大、工作勞累、體弱無力或中老年人都可以服用。

麥門冬又名麥冬，性味甘涼、微苦，用於滋陰潤肺、清心除煩、益胃，可治肺燥乾咳、虛勞咳血、咽喉乾渴、便祕。麥門冬偏於潤肺寧心，兼能養胃陰、止煩渴，有很好的止咳療效，但比較適合用於「風燥」所引起的咳嗽，不適用於「風寒」所導致的咳嗽。

《神農本草經》將麥門冬列為上品，說其「主心腹結氣，傷中傷飽，胃絡脈絕，羸瘦氣短」，而根據《本草綱目》的記載，麥門冬可以補腎氣、定喘促，使人肌膚滑澤。

依據現代藥理學的研究顯示，麥門冬能降血糖、血壓，對防治老年冠心病有重要價值，同時，因其有刺激胰島細胞的作用，可以降血糖，對老年糖尿病也有顯著的療效。由以上可知，麥門冬在對治老年疾病、增進老年人健康上有多方面的作用，所以也被視為是抗衰老的重要藥物之一。

◇備註

1. 身體有發炎狀態或正值嚴重感冒、喉嚨發炎時，不要食用玉竹。
2. 血糖不穩或容易拉肚子的人最好不要食用玉竹。
3. 高熱發炎、容易腹瀉的人不要食用粉光參，高血壓病人要慎用。有些人吃人參會失眠，可減量，或只在早上食用。
4. 呼吸道疾病發炎期，以及性質較寒涼、脾胃虛弱的人不適合吃麥門冬。

檸檬柳橙汁

◇材料

檸檬……一顆

柳橙……一顆半
蜂蜜……適量

◇作法

1. 檸檬、柳橙去皮、去籽切小塊。
2. 所有材料與適量開水加入果汁機中打勻即可。

檸檬屬於柑橘類水果，有許多研究顯示，柑橘類水果含有許多植物化合物可以抗氧化、抗炎和抗菌，這些化合物在預防心臟病以及某些類型的癌症（像是乳腺癌、結腸癌）上都能發揮效用，所以常吃檸檬或喝檸檬水既可以幫身體補充營養素、抗氧化劑，也能維持健康。

檸檬中含有多種維生素，有維生素B_1、B_2、C、P，以及豐富的有機酸、檸檬酸，因此檸檬是高度的鹼性食品，有很強的抗氧化作用，對促進肌膚新陳代謝、延緩衰老、抑制色素沉澱都十分有效，所以也有美白的作用。

檸檬中維生素C的含量是柑橘類水果中的前幾名，維生素C對人體是必需維生素，也有如天然的抗生素，有抗菌消炎、增強免疫細胞活性（提高免疫力就有機會減少罹患癌症的機率）、加速傷口癒合、預防感冒、防治壞血病，還能促進吸收鐵質，預防貧血。同時，維生素C也有抗氧化的功效，有助對抗損傷皮膚的自由基、紫外線、各種汙染物和毒素等，加上維生素C也是重要的輔酶，可以促進體內膠原蛋白合成，幫助皮膚抵抗皺紋、老化等現象，能淡化皮膚色素沉澱，有美白潤膚的效用。同時，膠原蛋白也是血管壁的重要組成，若是長期缺乏維生素C，血管壁的結構會受損，進而容易導致心血管疾病。

除了維生素C，檸檬還含有維生素P，這兩者能增強血管彈性與韌性，可以預防和治療高血壓、心肌梗塞的症狀。

檸檬中還含有柚皮素、橙皮素、橘皮素等柑橘類黃酮素，可以促進胰島素敏感性及抑制發炎。若胰島素敏感度較高，只要分泌一點點胰島素就可以降低血糖，因此檸檬也有助降血糖。同時，黃酮類以及檸檬苦素還能抑制白血病、子宮頸癌、乳腺癌、肝癌等癌細胞的生長。這是因為黃酮類中的柚皮素有幫助DNA修復損傷的功能，所以能預防細胞癌變，降低罹癌風險。

人的大腦若是缺鉀，運轉就會失常。檸檬中含有大量的鉀，能刺激整個中樞神經系統的功能，有助健腦、維護大腦機能。不只是鉀，檸檬中豐富的維生素C也能幫助大腦提高反應思考能力，進而增強記憶力。此外，鉀也能減少精神上的壓力，達到逐漸控制心臟問題的效用。

至於檸檬中的大量檸檬酸鹽，則能抑制鈣鹽結晶的形成，從而預防腎結石。

檸檬中的檸檬酸含量是所有食物中數一數二的。檸檬酸的功能有促進代謝、消除疲勞、幫助吸收鐵質與鈣質，進而達到防止骨骼、細胞老化的功效。

根據中醫的說法，檸檬味酸甘，性平，無毒，入肝、胃經，有化痰止咳（祛痰功效比柑橘強）、生津健脾、祛暑清熱、止痛殺菌等功效，主治支氣管炎、百日咳、中暑煩渴、食慾不振、懷孕婦女胃氣不和等。

檸檬之所以入肝經、能護肝，主要是與它能刺激膽汁分泌、促進排泄毒素有關，同時，檸檬中大量的維生素也能提供營養給肝細胞。

柳橙又名柳丁，含有多種營養素，有醣類、膳食纖維、維生素B群、維生素C、類胡蘿蔔素、鈣、磷、鉀、檸檬酸、果膠等，鉀的含量也頗高。

柳橙裡的維生素C可以保護細胞，對抗自由基，幫助皮膚加速修復；膳食纖維可以促進消化、改善便祕；果膠可以加速食物通過消化道，使脂質、膽固醇更快從糞便排泄出去；檸檬酸則可以幫助胃液消化脂質，並增進食慾；鉀有助調節血壓；菸鹼酸、葉酸、類黃酮素等能促進新陳代謝、預防巨球性貧血、利尿通便助消化，其中的類黃酮素還有舒張血管、增加微血管通透性以及抗血栓的作用。

具體來說，食用柳橙的好處有：

（一）幫助排便。柳橙豐富的膳食纖維在所有水果中排名第五，還有膠質，這兩者都可以促進腸道蠕動，有利清腸通便，預防便祕。

（二）美白。柳橙的維生素C含量高，而維生素C可以滋潤、美白肌膚。

（三）抗衰老。柑橘類一般都含有較高的抗氧化物質，包括六十多種黃酮類和十七種類胡蘿蔔素，這些抗氧化物質能清除體內對健康有害的自由基，從而減緩衰老、防止皮膚敏感

（四）增強免疫力。柳橙所含的維生素C約比一般水果高三十％以上，而維生素C能增強人體免疫系統，有助預防感冒等疾病。

（五）防癌。柳橙中的黃酮類物質有抗炎症、強化血管、抑制凝血的作用；胡蘿蔔素有很強的抗氧化功效。這些成分都對多種癌症有抑制的作用。而果膠則能加

速食物通過消化道，幫助將脂肪、膽固醇經由糞便排泄出去，避免膽酸二級產物堆積，降低罹患大腸癌風險。

（六）強化大腦，提升認知功能。柳橙中的類黃酮是天然的抗氧化劑，能活化大腦中掌管學習、記憶的海馬迴。

（七）降低血脂。柳橙中的果膠可以排泄出多餘的脂類與膽固醇，減少外源性膽固醇的吸收，有降低血脂的作用，所以是高血脂、動脈硬化、心腦血管疾病患者的食療佳品。

中醫認為，柳橙性微涼，味甘，藥味酸，歸胃、肺、肝經。最早記載柳橙功效的古籍是《食性本草》，書中指出柳橙主治食慾不振，胸腹脹滿作痛，腹中雷鳴及便溏或腹瀉。

蜂蜜的功效請參照第二十頁。

◇其他功效

1. 預防高血壓。

2.利尿。

◇**備註**

1.胃潰瘍、胃酸分泌過多，患有齲齒者和糖尿病患者要慎食檸檬。

2.腸胃道比較敏感的人不要空腹食用檸檬或喝檸檬水。

3.避免在飯前或空腹時食用柳橙，以免對胃產生不良影響。

4.口乾咽燥、舌紅苔少的人不能吃柳橙；糖尿病患者（因甜度高）、腎臟功能差（因含鉀量高）的人要少吃。

芹菜汁

◇**材料**

鮮芹菜……一五〇克

蜂蜜……適量

溫開水……三〇〇毫升

◇**作法**

1. 芹菜洗淨後切成丁。
2. 將芹菜、溫開水倒入果汁機中打勻。
3. 濾掉芹菜渣，加入蜂蜜即可食用。

芹菜對人體保健獨具功效，有一定的藥理和治療價值。根據現代藥理研究表明，芹菜有降血壓、降血脂的作用，其根、莖、葉、籽都可以作為藥用，故有「藥芹」「廚房裡的藥物」之稱。

芹菜對血管硬化、神經衰弱、頭痛腦漲、小兒軟骨症方面有輔助治療的作用，也能緩解因高血壓及肝火上攻所引起的頭脹痛，而且因為有利尿成分，所以能有效利尿消腫。

根據中醫的說法，芹菜的功效有平肝清熱、祛風利濕、除煩消腫、涼血止血、清腸利便、潤肺止咳、降血壓、健腦鎮靜的功效，可以用來治療頭暈、高血壓、婦女月經不調、黃疸、赤白帶下。

芹菜是種高纖食物，經腸內消化作用會產生一種叫做腸內脂的物質，這類物質是一種抗氧化劑，濃度高時可以抑制腸內細菌產生的致癌物質，還可以縮短糞便在腸內停留時間，減少致癌物質與結腸膜接觸，達到預防結腸癌的目的。同時這些膳食纖維也能減少腸道吸收鈉鹽，幫助鬆弛血管的平滑肌，血管放鬆後，血壓就會跟著下降。而且高纖蔬菜的升糖指數（GI值）都不高，能延緩餐後血糖上升、增加飽足感，所以很適合第二型糖尿病患者食用。

膳食纖維不僅有以上好處，還能在腸道中包覆吃進去的油脂，並將其排出體外，避免腸道吸收膽固醇，讓血管不那麼油膩，有降血脂的功效。

芹菜中也含有礦物質與人體必需的微量元素，例如鈉、鐵、鋅、鉀。鈉可以促進腸胃蠕動，減輕身體壓力、改善暗沉肌膚；鐵對缺鐵性貧血患者來說極為重要，常吃含鐵的芹菜可以避免皮膚蒼白、乾燥、面色無華，而且可使目光有神、頭髮黑亮；鋅則能促進人的性興奮，所以芹菜也是一種性功能食品，西方稱其為「夫妻菜」；鉀可以幫助排出鈉鹽，有助降血壓。

芹菜中含有維生素A、B、C、K、菸鹼酸、葉酸等，還含水九十五%，能有效修復皮膚損傷，豐富的礦物質如鈣、鉀、鎂、硒等則是打造肌膚亮白的關鍵，所以為肌膚乾燥所苦的人，可以常喝芹菜汁以提升肌膚保濕力。

蜂蜜的功效請參照第二十頁。

◇其他功效

1. 緩和風濕關節痛。
2. 修復皮膚損傷，打造亮白肌膚。
3. 清熱涼血。
4. 調經。

◇備註

1. 脾胃虛寒、脾胃不好、大便溏薄、限鉀的腎臟病患要少吃芹菜。
2. 芹菜汁最好現榨現喝，放太久會變質而導致腹瀉。
3. 血壓偏低的人要謹慎食用芹菜。
4. 芹菜不宜與黃瓜一同吃。
5. 有服用抗凝血藥物的人不宜食用芹菜。

檸檬茭白香瓜汁

◇材料

檸檬……半顆　香瓜……六〇克
茭白筍……一個　奇異果……一顆

◇作法

1. 檸檬去皮切小塊；洗淨茭白筍切小塊；香瓜去皮、籽，切成小塊；奇異果去皮切塊。
2. 所有材料放入果汁機打勻即可。

檸檬的功效請參照第二十八頁。

茭白筍俗名茭白、水筍、菰、菰筍、菰蔣等，是一種水生蔬菜，李時珍的《本草綱目》中說：「江南人呼菰為茭，以其根交結也。」在中醫學上屬性甘、寒，有清熱利濕、利尿的效果，很適合在食慾不振的夏日中食用。《本草綱目》同時也記載了茭白筍的藥用療效：「菰首氣味甘、冷、滑，無毒。主治心胸中浮熱，滋人齒，煮食止渴及小兒水痢。」可見其有去熱止渴之用。

茭白筍內會長些小黑點，有些人以為這些小黑點是發霉而挑掉不吃，但其實這些黑點是一種菌，因為茭白筍又名「菰」，所以這種菌就叫「菰黑穗菌」。根據實驗證實，這種菌有助代謝，還可以預防骨質疏鬆、延緩骨質老化，保持骨骼健康。

茭白筍的水分很多，纖維量也很豐富，一百公克的熱量只有二十二大卡，對想減肥的人來說，是很適合食用的食物。而且茭白筍不僅熱量低、有飽足感，還有多種營養成分，像是鈣、磷、鐵、維生素A、C、B_1、B_2等，這些營養素能促進新陳代謝、維持正常生理機能，對人體健康很有助益。

茭白筍中豐富的維生素C可以預防感冒、提升免疫功能，還有美白淡斑的功效；鉀則有助排出體內過多的鈉，減輕水腫，降低血壓，幫助人體調理代謝機能；纖維質可以促進腸胃蠕動，加快食物殘渣排空速度，縮短致癌物質在腸道內的停留時間，促進身體代謝膽汁酸，有利於預防大腸癌。

香瓜又名甜瓜，是夏季的消暑瓜果，有「消暑熱，解煩渴，利小便」的顯著功效。香瓜除了水分、蛋白質的含量低於西瓜，其他營養成分皆可與西瓜媲美，而芳香物質、礦物質、糖分和維生素C的含量則明顯高於西瓜。多吃香瓜對人體心臟、肝臟以及腸道系統的活動都很有利，能促進內分泌和造血機能。

香瓜營養豐富，含蛋白質、脂質、碳水化合物、膳食纖維、灰分，以及維生素A、B_1、B_2、B_3（尼克酸）、B_9（葉酸）、C、E，還有礦物質鈣、磷、鉀、鈉、鎂、鐵、鋅、硒，可補充人體所需能量以及營養素，幫助人體恢復健康。這些優質蛋白質、維生素以及礦物質也能促進血液循環、幫助消化、預防口乾舌燥，更能讓皮膚水嫩光滑。

香瓜的膳食纖維豐富，加上屬於寒性食物，能夠起到滑腸作用，治療因內熱、體質燥熱、大腸有熱等所引起的便祕，而且大量的纖維能使人有飽足感，也很適合用以輔助減肥；維生素A有益於肌膚健康；尼克酸能促進消化系統健康，減輕腸胃障礙，還能使皮膚更健康、預防和緩解嚴重的偏頭痛、促進血液循環、降低血壓、減輕腹瀉等；葉酸有助胎兒健康，還能預防子宮頸癌與骨質疏鬆症，也可作為溫和的抗憂鬱藥；維生素C是一種抗氧化劑，可以抗衰老、有助防止心臟疾病甚至是癌症；β胡蘿蔔素的含量比一般水果高，可以幫助修復皮膚、保健眼睛，配合維生素C一起，則可以防止許多慢性疾病；鈣、磷、鐵等微量元素能幫助人體及時補充所營養，同時預防骨質疏鬆等症。

除了上述的營養素，香瓜充沛的水分則可以消暑清熱、生津解渴。香瓜中的轉化酶可以將不溶性蛋白質轉變成可溶性蛋白質，能幫助腎臟病人吸收營養。此外，香瓜不含膽固醇，對血液中膽固醇過高的病人來說是安全的食物。而豐富的維生素B群則能促進消化，對保護肝臟和防止脂肪肝也有重要的生理作用。

在療效上，因香瓜含有豐富的蘋果酸、葡萄酸、胺基酸、甜菜茄、維生素C，對感染性高燒、口渴等很效用。

就中醫來說，香瓜味甘，性寒，無毒，歸心、胃經，有清熱解暑、除煩止渴、利尿的功效，可用於暑熱所導致的胸膈滿悶不舒、食慾不振、煩熱口渴、熱結膀胱、小便不利等症。《食療本草》中提到香瓜的作用有：「上渴，益氣，除煩熱，利小便，通三焦壅塞氣」。

奇異果含有多種維生素，被美國食品藥物管理局列為抗癌蔬果之一，公認是營養密度最高的水果，除了每單位營養素的熱量排名第五，也具高鉀低鈉的比例。

奇異果的營養素中有維生素B_6、維生素C、維生素E、葉酸、鈣質、膳食纖維（其中三分之一是果膠）、多種胺基酸以及四十種以上的微量礦物質等，可提供身體優良的養分。

奇異果中的鈣可以增進穩定並放鬆神經系統，所以能夠減輕失眠，而血清素也有助於改善睡眠質量；維生素B_6能提高蛋白質的代謝能力，促進身體組織和皮膚再生，也有助於女性荷爾蒙分泌正常；精胺酸能幫助傷口癒合，且有治療陽痿的作用；果膠被認為能降低血中膽固醇濃度，進而有預防心臟病的功能，而且大量纖維既有飽足感，又能促進排便，所以有助減重；麩氨酸和精胺酸則都是腦部神經傳導物質，可促進生長素分泌；鈣與鎂能幫助調節神經與肌肉功能，也是構成骨骼的重要成分，適量食用還能預防抽筋；葉酸則與DNA合成、細胞分裂有關。

整體來說，食用奇異果有幾大好處：

（一）預防癌症。奇異果中豐富的維生素C、葉黃素、β胡蘿蔔素能提升抗氧化力，減少DNA損傷，降低罹癌機率。而且維生素C能阻斷致癌因子亞硝酸胺的形成，有預防胃癌、肝癌、大腸癌等多種癌症的效用。奇異果的纖維多屬果膠，可以吸附致癌物質，儘早排出體外，抑制有害菌種繁殖，達到預防大腸癌的效果。同時，其所含丹寧酸屬多酚的一種，對抗病毒強而有力，能保護正常細胞表皮。

（二）改善腸道健康。奇異果中所含的寡糖、膳食纖維、含硫的蛋白分解酶可以幫助食物吸收，促進蛋白質、肉類消化及腸胃蠕動，有助改善便祕、減少腸胃脹氣的發生。更有多項研究表明，奇異果可以緩解腸躁症和炎症性腸道疾病。

（三）養顏美容。奇異果所含維生素C能幫助人體合成膠原蛋白，促進新陳代謝，同時維生素E也是強力抗氧化物質，能減緩肌膚老化。

（四）保護視力。葉黃素能改善多種眼部疾病，包括黃斑性退化，也能過濾短波紫外線，從而保護眼睛，而奇異果中就含有葉黃素。

（五）保護血管，調節血壓。奇異果的維生素C能使三酸甘油脂、膽固醇加速轉化為膽酸，保持血管壁的彈性，讓血管變年輕，降低發生動脈粥樣硬化、血管硬化以及高血壓等現象。而且奇異果有高鉀低鈉的比例，鉀可以平衡電解質失調以及飲食中過多的鈉所造成的高血壓，對控制血壓有正面效果。

（六）健腦益智。奇異果中含有多種胺基酸，胺基酸對預防成人憂鬱症、促進肺功能發育、提高細胞內荷爾蒙反應和神經傳導功能有重要作用。而且奇異果中所含大量的鎂也是神經傳導物質中不可或缺，所以食用奇異果能有健腦補腦的功效。

◇其他功效

清熱解毒，除煩解渴。

◇備註

1.體質虛寒、容易腹瀉、脹氣、頭暈、手腳冰冷、腎功能不全的人要少吃茭白筍。

2.出血、體虛、脾胃虛寒、腹脹便溏者忌食香瓜；有吐血、咳血病史的患者以及胃潰瘍、心臟病患者宜慎食；腎臟功能不佳的患者也不適合食用香瓜。

3.香瓜含有類胡蘿蔔素，若長期大量食用，皮膚容易發黃。

4.奇異果容易引起腹瀉，經常腹瀉的人不宜吃太多；脾胃虛寒的人也要少吃。

5.奇異果是容易造成食物過敏的食物，食用時要注意。

6.奇異果含鉀甚高，腎功能衰竭、尿毒或洗腎的患者都不適宜食用；經期、女性坐月子期間也要避免食用。

7.有在服用抗凝血藥物的人，食用奇異果時要留意。

草莓果汁

◇**材料**

草莓……適量
蜂蜜……適量
白開水……適量

◇**作法**

1. 草莓洗淨、去蒂、對半切。
2. 所有材料倒入果汁機打勻即可。

草莓的性味甘、酸，性涼，可以清涼止渴、健胃消食、潤肺生津、補血益氣。多用來治口渴、食慾不振、消化不良、病後虛弱、維生素C缺乏症。

草莓酸甜的口感及香氣可以刺激消化腺分泌，提振食慾，進而緩解孕吐時所引起的噁心、嘔吐症狀。

草莓有「水果皇后」的美譽，營養價值很高，主要成分有糖、維生素、蛋白質、礦物質、有機酸和果膠等。其維生素C含量高出蘋果、西瓜、葡萄七至八倍，也是柑橘的二至三倍。維生素C有助延緩衰老，保持皮膚健康和長時間防皺，同時也能加速新陳代謝，幫助身體更多、更快地燃燒熱量；草莓中的胡蘿蔔素是合成維生素A的重要物質，有養肝明目的作用；果膠和膳食纖維可以幫助消化，通暢大便，改善便祕和治療痔瘡。而且纖維也可以幫忙抑制血糖，預防糖尿病。

草莓的營養成分容易被人體消化、吸收，吃多也不會受涼或上火，而且這些營養素對人體骨骼、肌膚以及神經系統的生長發育都有良好的促進作用，所以是很好的健康果品。

除了做為水果食用，草莓還有藥用價值，在《本草綱目》中就明確記載了草莓的藥性有清暑、解熱、生津、潤肺、健脾、利尿、助消化等。在現代醫學則證明草莓的效用有降血壓、抗衰老，對防治動脈粥樣硬化、壞血病、高膽固醇、冠心病、腦溢血、痔瘡等都有一定的療效。草莓中的一種胺類物質對白血病、再生障礙性貧血等血液疾病也有輔助治療的作用。

食用草莓的功效具體如下：

（一）幫助消化，緩解便祕。草莓主要的營養成分之一是膳食纖維。膳食纖維可以促進腸胃蠕動，使排便順暢，改善便祕及痔瘡。而且草莓還有豐富的維生素C以及其他有機酸，對懷孕時腸胃道系統不佳的孕婦來說，有幫助消化、減少脹氣、避免胃酸逆流的功效。

（二）預防貧血以及感冒。草莓有豐富的維生素C可以促進鐵質吸收，預防貧血。而且維生素C是一種抗氧化劑，能提高抗氧化能力，增強免疫力，降低罹患感冒的機率。若感冒了，於感冒期間補充維生素C也能縮短病期。

（三）有助胎兒生長發育。草莓有豐富的葉酸，有助懷孕初期受精卵快速增生、分化。充足的葉酸可以促進胎兒的神經管發育，使胎兒腦神經以及脊椎神經系統生長健全。

（四）防癌。草莓的鞣酸含量豐富，鞣酸可以在體內吸附、阻止人體吸收致癌化學物質；葉黃素能抑制癌細胞生長；高含量的維生素C則能提升免疫力，阻斷人體內生成致癌物質亞硝銨，抵抗癌細胞，所以吃草莓有防癌的作用。

（五）防止掉髮。草莓含有葉酸、鞣花酸、維生素B_5和B_6，這些營養素有助預防頭髮稀疏、脫落，而且鎂、銅等礦物質也有助於防止真菌生長和頭皮屑。

（六）預防心臟病。草莓的抗氧化劑和黃酮有助預防會引起動脈堵塞的壞膽固醇生成，加之草莓具有抗炎的特性，所以能保護心臟。

（七）增強記憶力。草莓中含有非瑟酮，非瑟酮是一種自然產生的類黃銅，能刺激信號通路，有助提高記憶力。

（八）有利骨骼生長。草莓中富含鉀、錳和一些重要的礦物質，有利促進骨骼生長和保持健康。

（九）有利胎兒生長發育。草莓中的高葉酸含量對胎兒大腦有益，有助脊髓和顱骨發展。

（十）降血壓。鉀有降低血壓的作用，而草莓中含有高量的鉀，所以很適宜高血壓患者食用。

（十一）抗老。草莓含有花青素、天竺葵色素及3-單葡萄苷等黃酮類化合物，這些物質都有抗氧化、延緩衰老的功效。

蜂蜜的功效請參照第二十頁。

◇備註

1. 食用草莓時需徹底清洗乾淨。
2. 胃潰瘍、慢性腎臟病造成血鉀數值高者、脾胃虛寒者、經常腹瀉者要少吃草莓。
3. 肺寒咳嗽、體濕痰多以及尿路結石患者不宜食用草莓。

蘋果汁

◇材料

蘋果……一顆
鹽……少許
白開水……三〇〇毫升

◇作法

1. 蘋果洗淨、去蒂，切小塊（可削皮可不削皮）。
2. 將所有材料倒入果汁機打勻即可。

＊加入少許鹽是為了防止打出來的蘋果汁氧化變黑。

歐美有句俗諺說：「一天一**蘋果**，醫生遠離我」（An apple a day keeps the doctor away），也有些科學家和醫師稱蘋果是「全方位的健康水果」或「全科醫生」。在十種對健康最有利的水果中，蘋果排名第一；在美國癌症學會推廣的三十種抗癌蔬果中，蘋果也是排名第一。

根據初步的研究表示，蘋果中所含的黃酮類化合物是降低癌症發病率的有效物質，有降低罹患結腸癌、攝護腺癌、肺癌，以及降低罹患肥胖症、葡萄糖耐受不良與脂肪肝疾病的風險。此外，蘋果所含豐富的植物性凝血素則可以刺激淋巴細胞分裂，也能誘發產生干擾素，增強免疫力，對抗癌、防癌有重大意義。而維生素C、β胡蘿蔔素、胡蘿蔔素、茄紅素、維生素E則屬抗氧化物，可使細胞不易癌化，免於受到活性氧化的傷害，而且還可以修復受傷細胞，預防癌症發生。但有很多抗癌物質多存在於蘋果皮與皮下，故最好是能連皮一起食用，才能吸收全部營養。

蘋果的營養豐富，而且能全面、容易被人體消化吸收，尤其其中的「蘋果酚」，作用更是神奇。這種多酚的功效有：抗氧化、消除異味、預防蛀牙、抑制黑色素產生、抑制活性氧產生、抑制血壓上升，還能抑制過敏反應。

蘋果的營養素眾多，而且有多重功效，因此有「果中之王」的稱號。總的來說，吃蘋果的好處還有：

（一）排毒。蘋果是一種排毒水果，因其中所含纖維、果膠、有機酸有收斂性。纖維質經過腸道時會吸附細菌與病毒，並刺激腸胃蠕動，清除腸道有害物質與毒素，擊退致癌物質，同時避免亞硝酸在體內形成以及膽固醇增加而造成膽結石。

（二）通便兼止瀉。蘋果具有通便和止瀉的雙重作用。蘋果中所含的纖維素能使大腸內的糞便變軟，豐富的有機酸能刺激腸胃蠕動、促使大便通暢。另一方面，蘋果的果膠則能抑制腸道不正常蠕動，有助平衡腸道菌群，減慢消化活動，從而抑制輕度腹瀉。

（三）美容養顏。蘋果所含的維生素C可以有效抑制皮膚黑色素形成，幫助消除皮膚色斑、增加血紅素、延緩皮膚衰老。同時，因纖維質能促進腸道蠕動，改善便祕，排出毒素，故也有助於美容。

（四）緩解疲勞。人體內的酸性體液若過多，容易使人感到疲乏勞累，但蘋果中的多糖、鉀離子、果膠、酒石酸、枸櫞酸等，可以中和酸性體液中的酸根，降低體液中的酸性，進而緩解疲勞。

（五）增長記憶。蘋果素有「智慧果」「記憶果」的美稱，這是因為蘋果含有豐富的糖、維生素和礦物質等大腦必需營養素，所以有助增進記憶、提高智慧。而且蘋果中還有微量元素鋅。鋅是構成與記憶力息息相關的核酸與蛋白質所必不可少的元素，孩童發育時若缺少鋅，有可能會使大腦皮層邊緣部海馬區發育不良影響記憶力。至於磷和鐵也有補腦養血的作用。

（六）預防骨質疏鬆。多吃蘋果可以補充鈣、鎂等礦物質，有助預防或減少更年期時因鈣、鎂代謝障礙所導致的骨質疏鬆。同時，蘋果中的植物激素和微量元素硼則有助於恢復雌激素值，降低罹患骨質疏鬆症的風險。

（七）幫助吸收鐵質。蘋果中的維生素C與蘋果酸等有機酸都有幫助鐵質吸收的效果。

（八）防治高血壓。蘋果含有較多的鉀，而鉀能與體內過多的鈉結合，使鈉排出體外，所以常吃蘋果對高血壓患者有好處。

香橙木瓜汁

◇**材料**

柳橙……三〇〇克

木瓜……一〇〇克

蜂蜜……適量

◇**作法**

1. 柳橙去皮、去籽切塊。
2. 挖出木瓜果肉，去籽。
3. 將所有材料放入果汁機打勻即可。

柳橙的功效請參照第三十頁。

木瓜富含蛋白質及胺基酸等超過十七種的營養素，尤以維生素C特別豐富，約是蘋果的四十多倍。維生素除了有抗氧化的好處，也有降低罹患關節炎的機率。此外，維生素C也能加強肝臟的抗病能力、促進肝細胞的修復與再生、促進新陳代謝，是養肝、護肝的好水果。茄紅素則能改善好壞膽固醇的比例，有減少發炎、降低罹患心臟病風險的效用。

木瓜素有「水果之皇」「百益果王」「萬壽瓜」的稱號，因其含有大量的抗氧化成分，比大部分蔬果都更容易被吸收，其成分包括豐富的維生素A、C、鉀、葉酸等，有抗發炎、保護視力、護肝、預防心血管疾病等好處，曾被世界衛生組織評選為最營養水果之一。

木瓜中有一種特殊酵素——木瓜蛋白酶，這個酵素能夠分解蛋白質、軟化肉質、幫助人體吸收營養素，也能在人體中分解腐敗、變性的蛋白質，預防癌症。

木瓜的功效與作用有以下幾個方面：

（一）健脾消食。木瓜中的蛋白酶很特殊，可以有效分解人體脂肪，然後形成脂肪酸，並能消化蛋白質，有利身體消化、吸收食物，所以有健脾消食的良效。同時木瓜所富含的膳食纖維、果膠也是腸道益生菌重要的能量來源。

（二）抗癌。木瓜中的番木瓜鹼是植物性化合物之一，除了能抵抗結核桿菌與寄生蟲，對淋巴性白血病細胞有強烈的抗癌活性，可以輔助緩解期，同時也有抗腫瘤的作用；β胡蘿蔔素、茄紅素也能減少自由基對身體的傷害，降低離癌風險，同時還能減少身體的慢性發炎，減低罹患氣喘機率；維生素C則可以防止細胞受到氧化傷害。

（三）補充營養。木瓜中除了含有大量人體必需的水分，還有高蛋白質和維生素、人體必需胺基酸，可以有效補充人體所需各種養分，增強身體抗病能力。

（四）解毒。木瓜中所含黴素對人體有很好的解毒功效，能幫忙排除人體內各種有害毒素。

（五）補鐵。人體其實不太會吸收、利用植物性鐵質，需要維生素C幫忙才能提高使用率，而木瓜含有豐富的維生素C，含量高於葡萄、櫻桃等，可以幫助鐵質有效吸收。

蜂蜜的功效請參照第二十頁。

◇其他功效

1. 減肥豐胸。
2. 減少皺紋。
3. 軟化血管，增強體質。
4. 平肝和胃，舒筋活絡。

◇備註

1. 木瓜中的番木瓜鹼對人體略有毒性，每次不宜食用過多。
2. 腰膝無力、精血虛、真陰不足的人不太適宜食用木瓜。
3. 胃寒、體質較弱或過敏的人不宜多吃木瓜。此外，木瓜含有女性荷爾蒙，吃多了可能會干擾體內荷爾蒙變化。
4. 木瓜有收縮子宮的作用，懷孕婦女不適合多吃。

蘋果綠茶

◇材料

蘋果……半顆　　蜂蜜……少許

檸檬……半顆　　綠茶包……一個

◇作法

1. 檸檬洗淨榨汁備用。
2. 蘋果去核切小塊備用。
3. 用熱水沖泡綠茶包，加入之前榨好的檸檬汁、放入蘋果丁以及兩匙蜂蜜，攪拌均勻即可。

蘋果的功效請參照第四十九頁。

檸檬的功效請參照第二十八頁。

蜂蜜的功效請參照第二十頁。

綠茶沒有經過發酵，所以抗氧化營養素的含量比起半發酵茶（如烏龍茶）或發酵茶（紅茶）來得更多、更受矚目。

綠茶中不僅有高含量的維生素C，多酚類的含量也很多。多酚類屬於植物性抗氧化劑，也與發酵氧化有關。綠茶中的多酚又稱兒茶素多酚，是一種酸酯類，有清除自由基的功能。兒茶素多酚中還包含幾種結構不同的兒茶類化合物，其中，EGCG的含量最高，EGCG就是抗氧化能力最強的兒茶素。

綠茶另外還含有生物鹼，包括咖啡因、可可鹼和茶鹼，這些物質都能刺激神經系統。而綠茶的三種黃酮素——山柰酚、槲皮素、楊梅素——中，楊梅素的抗氧化作用也很高。

飲用綠茶的功效與作用大致說來有：

（一）減肥瘦身。綠茶中含有胺基酸、酚類衍生物、芳香類物質、維生素等，這些物質的綜合作用，可以促進脂肪燃燒，降低血液中的血脂及膽固醇含量，幫助燃燒體內多餘脂肪，特別是茶多酚和維生素C。多酚能增加肝臟的脂肪代謝，抑制消化道中的脂肪，所以能促進脂肪氧化、幫助消化、降脂減肥。

（二）預防心腦血管疾病、降低膽固醇。綠茶中的茶多酚可以溶解脂肪，維生素C則可以促進膽固醇排出體外，減少膽固醇沉積在血管壁。日本學者研究，綠茶中含有的類黃酮可以保護血管、抗氧化、抗凝血、抗炎和降低膽固醇；兒茶素能防止心肌細胞受損，加速心臟細胞恢復的進程，並且增強血管韌性，保護血管不易破裂。所以常喝綠茶可以保護心臟，降低心臟病死亡的風險。

（三）延緩衰老。人體在新陳代謝時會產生大量自由基導致體內細胞受傷。超氧化物歧化酶（superoxide dismutase）是自由基清除劑，能有效清除過多自由基，防止自由基損傷人體。綠茶中的兒茶素可以顯著提高超氧化物歧化酶的活性，清除自由基，所以能起到延緩老化的作用。

（四）防止口臭，固牙護牙。兒茶素能有效抑制生齲菌，減少發生牙菌斑、牙周炎。而且綠茶中的單寧酸有殺菌的作用，可以防止食物渣屑繁殖細菌，能有效防止口臭。同時綠茶又含氟，能堅固牙齒，消滅菌斑，減少細菌黏附在牙齒及停留在口腔，降低蛀牙機會。

（五）改善消化不良。綠茶有整腸的功能，因為綠茶中的兒茶素能抑制會引起人體致病的部分細菌，同時又不至於傷害腸內有益菌的繁衍，所以喝綠茶可以減輕因細菌引起的急性腹瀉。

（六）防癌抗癌。綠茶中的茶鹼、茶多酚、維生素C、E、硒、鉬、錳、鍺等都是抗癌物質、元素。尤其是咖啡鹼和茶多酚，兩者綜合產生的作用可以提神、養神，還有提高人體免疫力和防癌的作用。此外，茶多酚這種抗氧化劑，可以清除自由基、抑制不良細胞、防止自由基破壞細胞脫氧核醣核酸，若細胞脫氧核醣核酸受到破壞，就有可能會惡化成為癌細胞。有研究指出，常喝綠茶的人比較不容易得胃癌、肺癌、食道癌、胰臟癌以及結腸癌；另根據英國研究指出，綠茶中的「EGCG」物質對皮膚癌也有顯著的效用。

（七）保護神經細胞。綠茶中的多酚類化合物有保護神經細胞的作用。多酚化合物能活化支持細胞生存的因子，抑制導致細胞死亡與神經退行性病變的因子，進而提高神經細胞生存率，減少由酸性物質所引起的神經細胞損傷。

（八）抗輻射及紫外線。綠茶中除了有豐富的維生素C，還有兒茶素能抵抗由

UVB所引起的輻射傷害；高量維生素C則能幫助抵擋電腦輻射對眼睛的傷害，保護視力。

（九）增強記憶力。綠茶之所以能改善大腦功能、提高認知機能，主要在於它含有兒茶素這種強效的抗氧化劑。兒茶素能通過血腦屏障，發揮抗氧化功能，避免大腦受到自由基侵害。

◇其他功效

1. 去脂瘦身。
2. 粉嫩肌膚。

◇備註

1. 性涼、脾胃虛寒者、缺鐵性貧血的人、孕婦不宜喝過多綠茶。
2. 綠茶飲用過多會稀釋胃液，導致產生消化不良、腹脹、腹痛等症狀。
3. 空腹時、女性在生理期間要盡量避免飲用綠茶。

Chapter 2

不用花大錢也能輕鬆美白除斑

都說一白遮三醜，白皙水嫩的肌膚向來是女性追求的重點，市面上的護膚、化妝產品中，單美白就占了一大半。總之，大家就是想要「白皙透亮」。

臉上膚色白皙後，星星點點的斑就顯得非常礙眼。不論這些斑是是曬出來的、是天生的，還是內部生理的反映，一旦出現在臉上，都很讓人「看不順眼」。所以大家或是勤擦美白淡斑的保養品；或是努力做好防曬，把自己包得滴水不漏；又或是乾脆找皮膚科醫師幫忙，雷射去斑，花錢、花時間、花心力，想盡辦法要除去這些深淺不一、惱人的小斑點。

在眾多方法中，要屬雷射美白淡斑最為快速有效，但這種手術也有風險。做完雷射美白後，若沒能好好防曬，容易造成「術後反黑」的情況，單就這一點來看，實在頗令人擔心。

勤抹保養品雖不用擔心「復黑」，但膚質敏感的人一接觸到成分刺激的產品就會過敏，結果不但美白淡斑沒做成，反倒起了一臉又紅又癢的疹子。

防曬算是最保守的做法，可是化學防曬一樣有過敏問題，有時甚至有經皮毒的疑慮，而且時不時要補擦防曬乳，一個不小心就容易忘記；物理防曬最保險，可是一想到夏天的艷陽，實在熱得難以把自己如裹粽子般包緊緊。

若根據中醫的說法，臉上的問題要往體內找，單只想在臉上解決，永遠是治標不治本，所以最好能從飲食著手。而且用吃的美容法好處多多，不僅能解決面子問題，連帶也能做好體內環保，既養顏美容又能健康養生。

以下就來介紹幾款，喝了之後有助美白淡斑的湯品、果汁。

櫻桃汁

◇材料

櫻桃……八〇克

開水……適量

◇作法

1. 櫻桃洗淨、去核。
2. 所有材料倒入果汁機中打勻即可。

櫻桃的食用歷史很久，早在西漢的《史記》中就有對櫻桃的記載，宋朝的《本草圖經》則把櫻桃列入藥用。

中醫認為，櫻桃有很大的藥用價值，全株都可以入藥，其味甘、酸，性微溫，能補氣養顏、益脾胃，滋養肝腎、澀精止瀉。中醫古籍稱櫻桃的功效有「滋潤肌膚」「令人好顏色，美態」，也就是說，常吃櫻桃能讓皮膚更加光滑潤澤。《滇南本草》則說櫻桃能：「治一切虛症，能大補元氣，滋潤皮膚；浸酒服之，治左癱右瘓，四肢不仁，風濕腰腿疼痛。」而且中醫認為，櫻桃有發汗、益氣、祛風、透疹的功效，一般多將櫻桃用於脾胃虛弱、少時腹瀉，或口乾舌燥、四肢麻木、腰膝酸軟、遺精、血虛、頭暈心悸等食療上。

對於痛風患者來說，櫻桃對消除其所引發的不適很有效，因為櫻桃中含有豐富的花青素、花色素、維生素E等，這些營養素都是很好的抗氧化劑，可以促進血液循環，有助排泄尿酸，有效消除肌肉酸痛。尤其是櫻桃中的花青素，能預防有害酵素破壞膠原蛋白。膠原蛋白若完整，就能提升組織抗發炎的能力，起到消腫、減輕疼痛的作用。但要注意，櫻桃雖能有效緩解關節痛，絕不能當成治療藥物來使用。

此外，對常使用電腦工作的人來說，食用櫻桃也大有裨益，因為常用電腦工作的人，手指關節、手腕、雙肩、頸部、背部等部位容易酸漲疼痛，而櫻桃能有效緩解這些不適。

櫻桃中的維生素A含量比葡萄、蘋果等水果都高。人體若是缺乏維生素A和相關營養素，可能會導致視力下降、怕光等眼部疾病，所以常吃櫻桃能有效保護視力，特別是對於常用3C產品的人大有助益。同時，維生素A和櫻桃其他的類黃酮、類胡蘿蔔素、維生素C等成分都能有效阻斷自由基形成，並減緩癌細胞發育增生，所以有抗癌的效用。而這些抗氧化成分也能保護眼睛免受自由基和衰老引起的內外損傷，例如黃斑部病變等。

櫻桃中的黃酮類化合物和胡蘿蔔素都已被證明有促進大腦功能、提高記憶力和保持活性的效用，透過吃櫻桃，可以加強抑制自由基增生，以及加強細胞抗氧化、抗衰老，其抗氧化的特性還能加強防止隨年齡增長後的神經系統相關疾病，例如對伴隨阿茲海默症而來的神經紊亂非常有益，還能改善帕金森氏症、憂鬱症、慢性壓力與過度焦慮等。

櫻桃還有豐富的纖維可以緩解便祕，其中所含的酸及抗氧化劑能幫助維持消化系統功能。另外，類黃酮也能促進消化液分泌。

◇其他效用

潤澤皮膚。

◇備註

1. 有熱性病、虛熱咳嗽、便祕者不能吃櫻桃；腎功能不全、少尿者要少吃。

2. 櫻桃不適宜與堅果一同吃。

櫻桃銀耳湯

◇材料

櫻桃……三〇顆　桂花……適量

銀耳……五〇克　冰糖……適量

◇作法

1. 將適量水、冰糖倒入鍋中加熱。待冰糖融化後，加入銀耳煮十分鐘左右。

2. 加入櫻桃、桂花煮沸即可。

櫻桃的功效請參照第十一頁。

銀耳是一種膠質菇類，又稱白木耳或雪耳，含豐富纖維、多醣體，許多養生專家都認為銀耳功用等同於燕窩，是滋補強身的良好食品，《神農本草經》說銀耳是：「益氣不飢，輕身強志，為養命之中品。」所以銀耳有「菌中之冠」「菌中明珠」的美稱，也被視為山珍海味中的「八珍」之一。

中醫學上認為，銀耳味甘、淡，性平，無毒，歸肺、胃、腎經，有補脾開胃、益氣清腸、滋陰潤肺，是肺臟最佳的滋養藥，還可以強心補腦、美容嫩膚、強精補腎，也能提高肝臟解毒能力、保護肝臟機能、增強人體免疫力，以及癌症患者對放療（放射線療法）、化療的耐受力。可用來治療胃腸燥熱、便祕下血、月經不調、動脈硬化、高血壓等症。

銀耳也是一味滋補的良藥，特點是滋潤而不膩，效果溫和，對陰虛火旺、不適合溫熱補養的人來說，是一種很好的補品，特別適合老弱婦孺、病後體虛者食用。

不過，因其藥效緩慢，所以通常得吃上一段時間才會見效。

銀耳中含有天然特性膠質，這些膠質的構成成分類似於皮膚的膠原蛋白。人隨著年齡增長，會漸漸流失膠原蛋白，皮膚就會逐漸變鬆弛、失去彈性，但膠原蛋白是大分子，用擦的只能深入到表皮層，無法真正補充進真皮層去。除了因年齡增長會流失膠原蛋白，秋冬乾燥季節中皮膚也容易缺乏水分、產生皺紋，常吃銀耳可以補充皮膚流失的膠質，就可以滋養肌膚角質、提升皮膚保水度、延緩老化，加上其滋陰的作用，長期服用對皮膚有很好的保護作用，可以使皮膚更水潤彈滑。同時，銀耳之所以無色是因為含有一定的色素淡化成分，食用銀耳後，這些色素淡化成分會直接作用於肌膚上，使肌膚變得更白皙，對於祛除及預防臉部的黃褐斑、雀斑都很有效。

銀耳富含膳食纖維，能阻止腸道吸收食物的膽固醇、糖分，降低血液中的膽固醇並穩定血糖，同時，這些食物纖維也可以幫助腸胃蠕動，使排便更加順暢，並減少脂肪吸收，對治療便祕、消化不良很有效果，而且也是一種減肥食品。不過，銀耳不僅能通便，也能止瀉。銀耳中所富含的植物膠質能抑制腸胃不正常的蠕動，所以就通便、止瀉這兩種功能來看，銀耳可說是腸道的守護者。

根據化學成分分析，銀耳中的營養素有蛋白質、碳水化合物、脂肪、粗纖維、無機鹽、水分以及少量的維生素B群。銀耳的蛋白質中有十七種胺基酸，占人體必需胺基酸的四分之三，其中最大量的是脯胺酸；而無機鹽中則主要含有硫、鐵、鎂、鈣、鉀等離子，可說營養價值很高。

常吃銀耳對預防癌症也很有效，因為銀耳所含多種礦物質中有硒。硒能增強人體抗腫瘤的免疫力，而且根據研究發現，癌症患者的血液中嚴重缺乏硒，加上銀耳還含有特殊的多糖類化合物，這類化合物也能增強人體免疫力，並促進淋巴細胞轉化、加強巨噬細胞吞噬能力、促進抗體形成、阻止致癌物質在人體內進行硝化反應，所以能起到抗腫瘤的作用，臨床上多用做於肺癌、食道癌、乳癌等癌症患者的食療輔助品。

依據現代醫學研究發現，銀耳中的磷能調節大腦皮質與神經系統，還可以抗老化、軟化血管、清除血管中雜質、改善血液循環，所以很適合高膽固醇以及高脂肪疾病患者食用。

桂花性溫、味辛，入肺、大腸經，其花、果、根都能用於中藥材，古人認為其為百藥之長，有溫補陽氣、溫中散寒、化痰止咳、生津止牙痛、舒緩喉嚨不適、養顏美容，以及改善十二指腸潰瘍、胃寒胃痛、口臭等功效，對食慾不振、痔瘡、痢疾、閉經腹痛、痰飲咳喘都有一定的療效。

桂花中所含的芳香物質可以稀釋痰液，促進排出呼吸道的痰液，有化痰、止咳、平喘的作用，而且桂花的馨香能去除口中異味，有效殺滅口中細菌。

◇其他功效

補氣養血。

◇備註

1. 有外感風寒、出血症、糖尿病的患者要謹慎食用銀耳。
2. 冰糖銀耳含糖量高，不宜睡前食用，以免血黏度增高。
3. 銀耳含有較多硝酸鹽類，煮熟的銀耳湯若放得過久，硝酸鹽會在細菌分解作用下還原成亞硝酸鹽，故宜盡早吃完。

甜菜根蘋果汁

◇材料

甜菜根……一〇〇克　梅子汁……三〇毫升

蘋果……一顆　蜂蜜……適量

◇作法

1. 洗淨甜菜根後去皮切塊。
2. 洗淨蘋果後去核切小塊（可去皮可不去皮）。
3. 所有材料放入果汁機中打勻即可。

甜菜根外表長得很像大頭菜，又稱為紅菜頭，屬於蔬菜類食材，熱量較低，富含鐵質、維生素和礦物質，既能抗炎症，又能幫助去除痘痘、黑斑、黑眼圈、美白皮膚、消除皺紋，常喝甜菜根打的果汁，有助淨化血液、清除體內毒素，讓肌膚變健康。

甜菜根是歐洲國家很常見的蔬菜，有「天然紅寶石」「歐洲靈芝」的美稱，近年來有多項研究發現甜菜根的健康功效，讓它成了甚受歡迎的養生蔬菜。

甜菜根含豐富營養，有「天然的綜合維生素」之稱，葉子有維生素A、C、鈣、鐵，球根部位則有容易消化吸收的醣類、維生素B_{12}、礦物質鎂、鉀、葉酸和膳食纖維等。

甜菜根中含有大量的水溶性纖維和果膠成分，可以促進腸胃蠕動，預防便祕。其中，甜菜纖維還有減少葡萄糖吸收、延緩飯後血糖上升的作用，在降低血糖上，效果顯著；維生素B_{12}是造血機制的必需元素之一，鐵質則是組成血紅素的主要元素，所以甜菜根是補血的最佳天然營養品，稱為「補血大王」；豐富的天然硝酸鹽能增加血液中一氧化氮氣體的濃度，進而放鬆平滑肌、舒張血管、促進血液循環，進而有助於降低血壓。而且硝酸鹽會轉化成一氧化氮，而一氧化氮可以舒張血管以及降低血壓，在運動過程中降低耗氧量，所以讓人在運動過程中比較不會感到疲累，能提升運動員訓練時的體力；鉀有助於平衡體內的鈉含量，幫助穩定血壓。另外，鎂也能調節軟化血管，並預防血管中形成血栓，對治療高血壓有很重要的作用；豐富的茄紅素、花青素能強化心血管、避免泌尿道感染；葉酸可以改善血管的擴張作用，維持大腦良好的血液循環，預防發生老年性失智症。

植化素甜菜紅素是一種超強抗氧化物，有很好抗自由基、提升人體排毒的能力。抗氧化劑不僅能夠減緩細胞氧化作用，也有緩解慢性炎症的功效。根據美國大學研究，甜菜紅素甚至可以抑制攝護腺癌以及乳癌細胞腫瘤的生成，而且也可以預防澱粉樣蛋白堆積在腦部，保護腦神經。

蘋果的功效請參照第四十九頁。

梅子的功效很早就被詳細記載在三千年前的《神農本草經》中。梅子的性味甘平，歸肝、胃經，可入肝、脾、肺、大腸，在中醫藥上也有很不錯的效用，可以應用在斂肺止咳、生津止渴、除煩靜心、止痛止血上，腹瀉時也可以食用梅子以澀腸止瀉。《本草綱目》說梅子能：「斂肺澀腸，治久痢，瀉痢，反胃噎膈，蛔厥吐利；消腫，湧痰，殺蟲。」

梅子富含人體所需多種胺基酸、維生素、黃酮和鹼性礦物質等，所含蛋白質也比其他水果多。其中所含蘇胺酸等八種胺基酸和黃酮有利於構成人體蛋白質與正常進行代謝功能，可以防止心血管疾病的發生，因此被視為一種保健食品，有「涼果之王」「天然綠色保健食品」的美稱。

一般都說梅子可以除三毒——食物的毒、水的毒、血的毒。前兩者屬於殺菌效果，除「血的毒」則是指淨化酸性體質的血液。梅子屬強力鹼性食品，經過人體消化、吸收、代謝後，剩下的多是鈣、鉀、鎂、鐵、鈉等呈鹼性的陽離子，所以能淨化血液，預防生病。

梅子含有蘋果酸、檸檬酸、酒石酸等有機酸，這些酸味可以刺激分泌唾液，活化胃液分泌，讓胃壁黏膜得到保護。同時，梅子的酸味和有機酸有整腸的效果，可以幫助腸胃蠕動，調節便祕或是腹瀉的問題，幫助衰弱的腸道恢復元氣，讓人體形成良好的消化、吸收環境。

梅子含有多種有機酸和酚類化合物，有機酸方面主要有檸檬酸、蘋果酸，能快速產生能量。檸檬酸還能分解肌肉中累積的乳酸，疲憊時，吃點梅子，可以在短時間內提振精神、消除疲勞、補充能量。此外，丙酮酸有幫助肝臟解毒的作用；兒茶酸可以抑制大腸中有害細菌的繁殖，能預防炎症；枸櫞酸可以預防腎臟以及膀胱結石，並穩定血壓。

蜂蜜的功效請參照第二十頁。

◇其他功效

清除宿便。

◇備註

1. 糖尿病患者以及腹瀉後不要吃甜菜根。
2. 梅子屬酸澀食品，吃多了容易損傷牙齒。有胃及十二指腸潰瘍、胃炎、痛經、麻疹等患者，不宜食用梅子。

鮮橙菠菜胡蘿蔔汁

◇材料

菠菜……三〇〇克　柳橙……一顆

胡蘿蔔……一根　蜂蜜……適量

◇作法

1. 洗淨菠菜，切去根部，切段。
2. 胡蘿蔔、柳橙去皮切小塊。
3. 所有材料放入果汁機中打勻即可。

菠菜有「蔬菜之王」的稱號，營養素豐富但熱量低，有維生素A、維生素B、維生素C、維生素D、胡蘿蔔素、蛋白質、鐵、磷、草酸等。維生素B_2可以幫助身體吸收其他維生素；充足的維生素A則可以防止感冒、預防癌細胞與DNA結合，以及維護正常視力和上皮細胞的健康。

其他還有像是有助減少體內自由基的抗氧化劑——維生素C是所有蔬菜類之冠。維生素C能保護體內結腸細胞，免受有害自由基的損傷；葉酸可以幫助身體代謝有害物質同半胱胺酸（homocysteine），預防心血管疾病。此外，葉酸還可以有效防止結腸細胞中的突變和DNA損傷；維生素K可以促進體內鈣質的吸收，潤飾骨基質蛋白並有助減少尿液中的鈣質，有效預防骨質疏鬆症；葉綠素可以發揮解毒作用，且已被認定能有效阻斷致癌的多環胺類（heterocyclic amines）；葉黃素人體無法自行合成，它有很好的抗氧化作用，是一種可以幫助防止眼睛疾病的類胡蘿蔔素，包括與年齡相關的白內臟和黃斑變性；植物粗纖維有促進腸道蠕動的作用，利於排便，而且能促進胰腺分泌，有助消化；鉀離子可以加速體內鈉離子代謝，有助維持血壓、保護血管；類胰島素物質能保持血糖穩定；皂貳能刺激胰腺分泌，促進醣類消化，除了有飽足感，更能幫助醣類代謝，所以尤其適合第二型糖尿病病人食用。

菠菜內也含有多種化學物質，因含有大量β胡蘿蔔素，可以防止活性氧生成，阻止細胞癌化、分裂、繁殖，增強免疫細胞、抑制癌細胞生長。而且菠菜的葉酸含量是蔬菜中最高，屬於中等的鹼性食物，可以修復抑癌因子以及防止腫瘤蔓延，若配合上維生素B_{12}，修復力更強。維生素C跟E也有抗氧化作用。至於葉綠素及纖維則可以防止細胞內基因損害，維持細胞正常功能，同時促進腸道蠕動、化合作用，使腸道內致癌物質隨糞便排出體外，保持腸道通暢。

菠菜在護膚的功能上有抗衰老、解決敏感肌的問題，而且，菠菜含有大量維生素A和C，能有效改善膚色、促進皮膚細胞健康生長，讓肌膚白皙亮麗。

胡蘿蔔的營養豐富，日本稱其為東方小人參，因其有補血的作用，所以胡蘿蔔汁又被喻為「活的血液」。

胡蘿蔔最重要的營養成分就是胡蘿蔔素，有α、β、γ、ε胡蘿蔔素和番茄烴、六氫番茄烴等類胡蘿蔔素，還有較多的維生素C，鈣、磷、鐵等礦物質，以及澱粉、纖維素等糖類物質。

胡蘿蔔素有造血功能，經常食用能補充人體所需血液，進而改善貧血。根據美國疾控中心研究，血液中的α胡蘿蔔素濃度愈高，罹患心臟病的危險就愈低。β胡蘿蔔素則能有效預防皮膚對花粉的過敏症狀和過敏性皮膚炎等過敏性疾病，還能調節細胞內平衡，加強身體抗敏能力，進而使身體不易出現過敏反應。

胡蘿蔔素的分子結構相當於兩個分子的維生素A，進入人體後，會在肝臟以及小腸黏膜內經過酶的作用，有一半會變成維生素A，有促進眼內感光色素生成的能力，能預防夜盲症、加強眼睛的辨色能力，也能減少眼睛疲勞與眼睛乾澀，可治療近視與夜盲症。同時，維生素A也是骨骼正常生長發育的必需物質，是人體生長的要素，有助於細胞增殖與生長，對促進嬰幼兒生長發育有重要意義。除了對嬰幼兒有益，維生素A加上維生素B群、維生素C二者，也有滋潤皮膚，抗衰老的作用。

維生素A除了有保健眼睛的功能，還能預防上皮細胞癌變，而且胡蘿蔔中的木質素也會提高人體內吞噬細胞的活性，促使消滅癌變細胞，有防癌抗癌的功效。胡蘿蔔中還含有豐富的微量礦物元素硒，硒能提升人體免疫功能，止緩癌症的成長。

胡蘿蔔中的琥珀酸鉀鹽有助防止血管硬化，降低膽固醇與血壓，葉酸能減少冠心病的發病要素，所以常吃胡蘿蔔有助預防心血管疾病。

胡蘿蔔中的維生素C、纖維素、槲皮素（Quercetin）、山標酚等都是能降低血糖的成分，可說是糖尿病患者的優選食物。

常吃胡蘿蔔還有減肥的效果。因為胡蘿蔔中的植物纖維含量很高，有很強的吸水性，吃了胡蘿蔔後，這些植物纖維會在腸胃道內吸水膨脹，增加飽足感，避免吃入更多食物，同時，食物纖維也能加強腸道蠕動，幫助排便，縮短食物在腸胃道中停留的時間，減少人體吸收食物中的脂肪，有一定的減肥效果。而且便祕減少了，就能減少致癌物滯留的機會，有防癌的效果。

在李時珍的《本草綱目》中記載，胡蘿蔔能「下氣補中，和胸膈腸胃，安五臟，令人健食，有益無損」。中醫認為，胡蘿蔔味甘、性平，有健脾和胃、補肝明目、清熱解毒、壯陽補腎、降氣止咳等功效，可用於腸胃不適、便祕、痲疹、百日咳、夜盲症、小兒營養不良等症狀。

柳橙的功效請參照第三十頁。

蜂蜜的功效請參照第二十頁。

◇備註

患有腎結石、服用排鉀利尿劑的人要避免食用菠菜。

橘芹花椰汁

◇材料

花椰菜……兩朵　芹菜……半根
蘋果……半顆　開水……二〇〇毫升
橘子……半顆　蜂蜜……適量

◇作法

1. 洗淨花椰菜，在水中焯一下，切成塊狀。
2. 洗淨蘋果、芹菜，切成塊狀。
3. 橘子去皮，剝成小塊。
4. 所有材料放入果汁機中打勻即可。

花椰菜是一種十字花科蔬菜，屬於甘藍類，可食用的花蕾部分有豐富的植物荷爾蒙以及化合物。

花椰菜中含有各種營養，有維生素、蛋白質、脂肪、碳水化合物、鈣、磷、鐵、銅、錳、鉻、鉀、碘、β胡蘿蔔素等。其中的維生素A可護眼、抗發炎，有助維持視力健康、預防感冒；維生素C可增強肝臟解毒能力，增強體質，提高人體免疫力，有效預防感冒和壞血病；維生素B_1可以消除疲勞；維生素B_2可以促進消化，改善口角炎；維生素K能維護血管韌性，使之不易破裂；鉻是製造胰島素的原料，可發揮降血糖、血脂的作用，對糖尿病人有益；鉀有助於預防高血壓；碘有調節甲狀腺的功能，也能預防黑斑、雀斑、動脈硬化、感冒。

花椰菜，尤其是綠花椰菜，有超級蔬菜之稱，被視為是十字花科之王，有很高的營養價值，更是抗癌防癌的好食材。花椰菜中的植物性化學成分可以抗氧化，使癌細胞不易形成。其中的食吲哚（Indoles）可以抑制癌細胞生長、繁殖；芳香異硫氰酸鹽（Isothiocyawates）會分解致癌物，誘導良性分化及修復反應；β胡蘿蔔素會誘導細胞凋亡，延緩惡性細胞的進展等；蘿蔔硫素也有抗發炎、抗癌、防癌的效果，而且有助減緩關節軟骨發炎的問題，降低退化性關節炎的不適。另外也因花椰菜是高纖食物，可以促進腸胃蠕動，所以能預防大腸直腸癌、胃癌、結腸癌等。除此之外，花椰菜中還含有一種抗氧化劑異硫氰化物能抑制腫瘤生長，殺死導致胃潰瘍以及胃癌的細胞，同時也能避免眼睛受到陽光中紫外線的傷害，防止高血壓、心臟病、中風以及隨年齡增長而出現的黃斑部病變。

花椰菜不僅營養豐富，更是保健蔬菜，美國公眾利益科學中心就將花椰菜列為十種超優食物之一，從前西方人稱其為「天賜的良醫」。中醫則認為，花椰菜味甘性平，有開音止咳、清熱利尿的功效，既對肥胖、視力衰弱、水腫有功效，也能預防動脈硬化。

蘋果的功效請參照第四十九頁。

橘子酸甜多汁，中醫認為其味甘酸，性涼，入肺經，有開胃理氣、止咳潤肺、燥濕化痰、散結止痛、醒神解酒的功效，主要用來治療嘔逆食少、口乾舌燥、肺熱咳嗽、飲酒過度等病症。

橘子之所以有開胃理氣、燥濕化痰的功效，主要是因其含有揮發油、檸檬烯，可以促進呼吸道黏膜分泌增加，並緩解支氣管痙攣，利於排出痰液。

橘子被美國營養學家評為十種最佳食物之一，養分很完整，特點是有一七〇餘種植物化合物和六十餘種黃酮類化合物，其中大多數物質都是天然的抗氧化劑。此外還有豐富的糖類和多種維生素，尤其是維生素C的含量高，一顆橘子就能滿足人體一天所需之維生素C含量。維生素C可以幫助調動人體免疫系統，預防感冒；維生素A能加強處在黑暗環境中的視力和治療夜盲症；維生素B_1、P可以輔助治療高脂血症、動脈硬化以及多種心血管疾病。

美國癌症學會認定橘子是三十種抗癌蔬果之一，根據美國化學會年度學術研討會的研究報告指出，橘汁中有一種很強的抗癌物質稱為「檸檬苦素」，能分解致癌物，降低其毒性，並能抑制和阻斷癌細胞生長。這種物質雖味道苦澀，但經由實驗結果得出，有很強的防癌活性，有治療口腔癌、皮膚癌、乳癌，以及減少膽固醇的效果，每天只要喝一杯橘子汁即可獲得足夠的抗癌物質。而且橘子所含酚酸也有抗氧化的作用，可以保護人體不受活性氧傷害；松稀油能使致癌物質無毒化並抑制致癌因子的發展；葉酸則可降低因DNA破損而致癌。其他像是類黃酮素β胡蘿蔔素和葉黃素也都是抗氧化強的重要成分。

芹菜的功效請參照第三十四頁。

蜂蜜的功效請參照第二十頁。

◇其他功效

降壓安神。

◇備註

1. 虛寒體質者、寒性痰濕體質者、過敏、氣喘患者要少吃橘子。
2. 橘子吃太多會罹患胡蘿蔔素血症，皮膚會呈深黃色。
3. 孕婦、糖尿病患者不宜一次吃太多橘子。

蒲公英葡萄柚汁

◇材料

檸檬……五〇克
蒲公英……五〇克
葡萄柚……八〇克

◇作法

1. 檸檬、葡萄柚去皮、去籽，切小塊。
2. 洗淨蒲公英葉子。
3. 所有材料放入果汁機中打勻即可。

檸檬的功效請參照第二十八頁。

蒲公英的味甘、微苦，性寒，營養成分豐富，入肝、胃二經，有「草藥皇后」之稱，除可食用，更是常用中藥材，有清熱解毒、消腫散結、利濕退黃的功效。《本草綱目》記載：「蒲公英主治婦人乳癰腫，水煮汁飲及封之立消。解食毒，散滯氣，清熱毒，化食毒，消惡腫、結核、疔腫。」其中的乳癰意指現代乳腺炎、乳腺癌一類的疾病，蒲公英是治療這種疾病時的主要用藥，可以搗爛外敷，也可以濃煎內服。

蒲公英的生物活性成分中有菊苣酸、蒲公英甾醇、綠原酸和倍半萜內酯，這些物質能促進胰島素分泌，有抗高血糖、改善二型糖尿病的特性。

適量食用蒲公英能有助維持骨骼健康、預防骨骼礦化、降低骨折風險，因為蒲公英中除了有豐富的鈣，還有豐富的維生素K。

蒲公英中的維生素A也不少，有助於抗氧化、改善視力並預防眼部疾病。加上維生素C和礦物質，這三種營養成分能起到緩解消化不良的作用，進而改善便祕、保護腸道健康。

葡萄柚又稱「西柚」，熱量低、纖維高，可說是「減肥聖品」，每日食用可以降低二十七%的三酸甘油脂，加上醣類相對偏低，食用後可以穩定血糖、增加飽足感，很適合需控制血糖的民眾服用。

葡萄柚比較特別的地方是含有肌醇。肌醇能促進肝臟脂肪和膽固醇代謝，減少脂肪肝現象。除了肌醇，葡萄柚中的果膠也能降低不好的膽固醇，有護肝作用，適合高膽固醇患者、高血壓患者和心血管疾病患者食用。

此外，葡萄柚還富含類黃酮，能增加人體抗氧化能力、加強新陳代謝、減緩老化速度、抑制正常細胞產生癌變、調節免疫力，而且食用後可以提振精神、消除疲勞；維生素A有助修復黏膜、保護視力、提升免疫力；維生素C除能提升免疫力，增加身體抵抗力，還能預防黑斑、雀斑、消除縐紋、消除疲勞。

◇其他功效

清熱解毒、消腫散結、利尿、健胃。

◇備註

1. 陽虛外寒、脾胃虛弱者忌食蒲公英。
2. 葡萄柚會加強或抵銷許多常見藥物的作用，最好不要與藥同時吃。
3. 若體質偏虛寒或有不孕症，不宜吃葡萄柚。
4. 葡萄柚宜飯後吃，胃部不適者要避免食用。

草莓葡萄柚黃瓜汁

◇材料

草莓……四顆　小黃瓜……半根

葡萄柚……一顆　開水……二〇〇毫升

◇作法

1. 草莓洗淨、去蒂，對半切。
2. 葡萄柚去皮、去籽切小塊。
3. 小黃瓜洗淨切小塊。
4. 所有材料放入果汁機中打勻。

草莓的功效請參照第四十四頁。

葡萄柚的功效請參照第八十七頁。

小黃瓜的含水量極高，約占了九六・七%，是所有食物中含水量最高的，又有丙醇二酸可以抑制醣類轉化為脂肪，減少脂肪產生，所以多被視為是減肥食品。

小黃瓜的高含水量能幫助補充人體體液，進而幫助肌膚補水滋潤，同時還有助清掃體內垃圾，預防腎結石。

小黃瓜的養分並不是特別多，但主要有鉀、維生素A、維生素C、鈣、磷、鐵、硒與纖維質。鉀可以促進排出體內廢物含鹽分，同時有利尿作用，可以預防高血壓、心血管等疾病；維生素C有美白的效果，而且也有很好的抗氧化功效，有助防癌；維生素E是天然的抗老防衰營養素，能避免膽固醇產生氧化，造成血管阻塞，有預防發生中風等心血管疾病的效用。而且維生素E有抗氧化的效果，能保護細胞不受破壞，有預防心臟病、乳癌的效果；β胡蘿蔔素可以轉化為維生素A，維生素A可以保護視力、皮膚黏膜，同時增強身體的免疫力，預防感冒。維生素A因有抑制自由基的功效，能保護細胞不受破壞，故能避免形成致癌物，預防癌症；纖維質與高含量的水分能促進體內環保，加快腸道蠕動，改善便祕，讓脂肪不易停留堆積；二氧化矽有助增強關節結締組織，減輕關節炎和痛風的疼痛，加上二氧化硫，則有益刺激頭髮生長，讓秀髮更柔順，還能讓指甲更光亮、結實。

小黃瓜的纖維素以水溶性居多，能和其他食物一起發酵，產生脂肪酸，經腸壁吸收後轉送到肝臟內，擔任調節膽固醇的功能。而且水溶性纖維能停留在腸道中，吸收對身體有害的物質，並與其他腐化食物作用後，快速通過腸道，排出體外，避免有毒物質在腸道內停留太久，形成致癌物，能有效預防腸癌。

◇其他功效

疏肝養肝。

◇備註

1. 小黃瓜為涼性食物，要避免和較油膩的食物一起吃，以免引起腹瀉。
2. 計畫懷孕的人要少吃小黃瓜，不孕者更要注意。

木瓜蜜奶

◇材料

木瓜……一八〇克
牛奶……一〇〇毫升
蜂蜜……適量

◇作法

1. 木瓜削皮、去籽，切小塊。
2. 所有材料放入果汁機中打勻即可。

木瓜富含大量人體必需的水分，還有蛋白質、維生素以及胺基酸等十七種以上營養，可有效補充人體必要的各種養分，增強身體抵抗力，有「水果之皇」「百益果王」「萬壽瓜」等稱號，被世界衛生組織評選為最營養的食物之一。

木瓜中的維生素尤其以維生素C特別豐富，將近是蘋果的四十倍之多，一般成人僅需吃半個木瓜就足夠一天的維生素C所需，而維生素C有提升免疫力、預防感冒的功效。

除了維生素C，木瓜的維生素A也很多，這兩個營養素有助預防糖尿病性心臟病、動脈粥樣硬化、膽固醇氧化，氧化的膽固醇會積聚在血管壁中，可能導致中風或心臟病，所以常吃木瓜可以維護心臟健康。維生素A還能保護眼睛，防止與年齡相關的老年性黃斑部病變。

木瓜中的蛋白酶很特殊，可以有效分解體脂肪並形成脂肪酸，還能消化蛋白質，有利於吸收、消化食物，有健脾消食的良效。木瓜酶還有豐胸、美容的功效，平時多吃可以幫助潤滑肌膚。木瓜酶本身有幫助消化的能力，配合大量的維生素C，能使體內毒素盡快排出，讓肌膚由內而外變得健康、美麗。同時，木瓜酶和番木瓜鹼也能有效抵抗結核桿菌與寄生蟲，能用來殺蟲抗癆。

番木瓜鹼還有抗淋巴性白血病、緩解痙攣疼痛的作用，能幫助治療淋巴性白血病以及腓腸肌痙攣。

木瓜還有驚人的解毒消腫作用，所以又有「解毒果王」之稱。這是因為木瓜裡含有豐富的異硫氰酸酯，可以促進肝臟的解毒作用，排除人體內各種有害毒素。此外，也有研究指出，異硫氰酸酯有促使癌細胞凋亡的功效，可以抑制癌症形成。

木瓜中的β胡蘿蔔素有優異的抗氧化效果，能抑制某些癌症以及動脈硬化、心肌梗塞等心血管疾病。同時，β胡蘿蔔素在人體內會轉化為維生素A，可維持眼睛濕潤、保護視網膜與角膜，有效預防乾眼症與夜盲症，維護眼睛健康。

木瓜中的葉酸可以修復細胞，避免產生大腸瘜肉與癌細胞，可抑制三十％的大腸癌風險。而且葉酸也有助於製造體內紅血球與血紅素，改善貧血，也負責建構體內肌肉、細胞與DNA的功能，是準媽媽們必備的營養素。

木瓜裡的茄紅素有極強的抗氧化作用，是維生素E的一百倍，可使活性氧無毒化，降低罹癌風險與自由基的傷害，還可以改善黃斑部的退化。此外，茄紅素也和維生素C一樣，可以促進高密度膽固醇的保護效果，改善好壞膽固醇的比例，減少發炎、預防心臟病，而且木瓜中的鉀也有保護心血管機能的作用。

牛奶是最古老的天然飲料之一，有「白色血液」之稱，能提供多種且豐富的營養素，不僅蛋白質品質良好，維生素與礦物質含量也多。

牛奶中的維生素以B_2最多，維生素B_2能滋潤肌膚、養顏美容、預防口角炎以及眼睛病變的發生。

牛奶中的礦物質則至少有一百多種，是最均衡的天然食品，也被稱為「天然的營養聖品」。因此，行政院衛生署特地將「奶類」從原本的五大類食物中獨立出來，改成六大類食物。

牛奶的蛋白質為高生物價的完全蛋白質，有人體所需的必需胺基酸，可以充分被人體吸收，用來修補身體之組成，對腦髓和神經的形成、發育有重要作用。其中的色胺酸則能幫助促進睡眠。

喝牛奶有多種好處，尤為人所熟知的就是「預防骨質疏鬆症」。除了因為牛奶能提供豐富的活性鈣，牛奶中的碳水化合物以乳糖為主，既能提供熱量，也能促進腸道內乳糖菌的生長與繁殖，加強鈣質的吸收。而且牛奶所含的鈣磷比例恰到好處，加上乳糖，使得鈣質更容易被人體利用，可稱得上是補充鈣質的最佳食物來源，所以喝牛奶可以增強牙齒及骨質的密度，預防骨質疏鬆症。

牛奶中的高鈣不僅有益牙齒、骨骼健康，也有良好的降壓作用。因為鈣會增加尿鈉的排泄量，讓人體血壓也跟著明顯下降。同時，鈣還能破壞大腸中的致癌物質，幫助分解、排出體外，減少罹患胃癌的可能性。

牛奶還有降低膽固醇的功效。因為牛奶中有一種乳清酸，可以有效抑制並排出體內膽固醇，因此對於防治高血壓以及動脈硬化非常有益。

此外，牛奶的乳糖被人體吸收後會轉化為葡萄糖和半乳糖。半乳糖是一種單糖，人體能非常容易吸收。半乳糖能改善大腦功能，提高思維能力，對幼兒智力發育有重要作用。

中醫認為，牛奶味甘，性平，微寒，入心、肺、胃經，有補虛損、益肺胃、生津潤腸的功效，可用於改善久病體虛、氣血不足、營養不良、消渴、便祕。

牛奶之所以入胃經，能改善胃及十二指腸潰瘍，主要是因為其中含有一種「表面活性」的脂肪分子，這個物質是抗潰瘍病的有效成分，所以對消化性潰瘍、慢性胃炎患者來說，牛奶是不錯的食療品。

蜂蜜的功效請參照第二十頁。

◇其他功效

消腫除脂。

◇備註

1.胃寒、體質較弱或過敏的人不宜多吃木瓜。

2.木瓜有收縮子宮的作用，懷孕婦女不宜多吃。

3.平常少喝牛奶的人，最好不要空腹喝牛奶。

南瓜柳橙牛奶

◇材料

南瓜……一〇〇克

牛奶……一〇〇毫升

柳橙……八〇克

◇作法

1. 南瓜切開後去籽，蒸熟去皮，切小塊。
2. 柳橙去皮，切小塊。
3. 所有材料放果汁機中打勻即可。

南瓜有金瓜的稱號，清代名醫陳修園讚譽其為「補血之妙品」，李時珍則將其與靈芝放在一起。根據《本草綱目》的記載，其性溫味甘，入脾、胃經，有補中益氣、消炎止痛、化痰排膿、解毒殺蟲、生肝氣、益肝血、保胎的功能。《滇南本草》則說南瓜能治咳止喘、利尿、美容。可見就中醫來看，南瓜不僅食用價值高，也有很好的食療效果。

南瓜之所以被稱為補血妙品，主要是因為含有鈷。鈷是維生素B_{12}的重要成分之一，可以幫助血液中紅血球正常運作；鋅會直接影響成熟紅血球的功能；鐵質則是製造血紅蛋白的基本微量元素之一，這些全都是補血的優良營養素。

南瓜被美國聯邦食品藥物管理局列為三十種抗癌蔬果之一，其所含β胡蘿蔔素、維生素C和E都有抗氧化的能力，能保護人體遠離過多自由基和過氧化物的傷害，並幫助對抗衰老，還可抑制癌細胞生長。黃體素、酚、硒、甘露醇、鋅也都各自有預防肺癌、子宮頸癌、乳癌、皮膚癌、大腸癌、結腸癌、食道癌、攝護腺癌等癌症的功效。

同時，南瓜中豐富的維生素A與β胡蘿蔔素，能加強小腸內層抵抗病菌的能力，以減少感染，而維生素C、E、葉酸等，也是能增強免疫力的營養素。這些營養素除了有抗氧化能力，還能保護皮膚不受太陽紫外線傷害。此外維生素A與β胡蘿蔔素也有助保健視力，預防與年齡相關的黃斑部病變。β胡蘿蔔素的效用還不只這些，除上述的防癌、保健眼睛，還有保護心臟、血液系統、增強黏膜健康，以及消除亞硝酸胺（Nitrosamine）的突變，防止癌細胞出現。

南瓜中的果膠有很好的吸附性，能黏結、消除體內細菌毒素和其他有害物質，例如重金屬中的鉛、汞和放射性元素，有解毒的作用。果膠還可以保護胃腸道黏膜，免受辣椒等刺激性食品損害，促進潰瘍癒合、腸胃蠕動，幫助食物消化，很適合胃病患者食用。

南瓜的熱量較低，雖本身含有澱粉，但纖維質較高，易有飽足感，可以減緩血液中葡萄糖的吸收，與白米飯相較，能延緩血糖上升，對糖尿病患尤佳。而且若以南瓜取代米食，也有助於減肥。

牛奶的功效請參照第十九頁及九十四頁。

柳橙的功效請參照第三十頁。

◇其他功效

1. 生津潤腸，通便減肥。
2. 降血壓。

◇備註

1. 南瓜如果吃太多，維生素A會儲存在肝臟內，使膽汁不容易排泄，導致皮膚呈現黃色。
2. 南瓜含有大量澱粉，若攝取過量，會造成血糖波動，因此糖尿病患者需控制食用量。

高麗菜蘆薈汁

◇材料

高麗菜……二〇〇克　開水……適量

蘆薈……兩支　蜂蜜……適量

柳橙……半顆

◇作法

1. 洗淨高麗菜葉，撕成小片。
2. 洗淨蘆薈，去皮、取肉，切小塊。
3. 柳橙去皮切小塊。
4. 所有材料放入果汁機中打勻即可。

高麗菜是很平民的蔬菜，價格不貴，營養成分又相當出色，有蔬菜中的「高麗參」之稱，還有「天然胃藥」的美譽。這主要是因為高麗菜中的甲基甲硫胺酸有修復黏膜組織、幫助潰瘍癒合的效果，對於早期胃潰瘍、十二指腸潰瘍與胃癌都有良好的改善作用；高麗菜豐富的維生素K有止血的功效，很適合胃潰瘍患者適量食用；硫配醣體（Glucosinolates）能殺死幽門螺旋桿菌，能抑制胃炎；維生素U是抗潰瘍的因子，可以促進腸胃新陳代謝、有助修復體內受傷的組織黏膜，緩解胃潰瘍、十二指腸潰瘍所造成的傷害；膳食纖維則可以促進腸胃蠕動，改善便祕。

高麗菜也有助皮膚正常代謝、降低身體發炎反應以及保持正常凝血功能，這主要是因為高麗菜含有維生素A、C、K。人體吸入細懸浮微粒PM2.5並深入肺泡後，會引起全身的發炎反應，此時若攝取能抑制發炎的高麗菜，對人體將很有幫助。

此外，高麗菜中的維生素K有良好的凝血作用，可以快速促進傷口癒合，並幫助吸收鈣質，促進骨骼生長，預防骨質疏鬆。

高麗菜中豐富的營養也有助於防癌、抗癌。美國國家癌症研究所研究指出，高麗菜已被證實可以降低罹患胃癌、乳癌、大腸癌，以及前列腺癌四種癌症的風險。其所含維生素U是抗潰瘍的因子，而且有分解亞硝酸胺的作用；硫代配糖體（Glucosinolates）有助清除體內自由基，減少罹癌機率；吲哚（indole）能改變雌激素代謝，降低罹患乳癌風險；異硫氰酸鹽可降低致癌物的毒性，有效預防肺癌和食道癌；蘿蔔硫素是功能強大的抗氧化物質，可以增強體內酵素的解毒能力。

高麗菜屬於低升糖指數的食材，有助穩定血糖，也可幫助降低血液中的壞膽固醇，所以想控制高血脂、高血糖的人，可以適量食用高麗菜。

在中醫古籍中也記載了食用高麗菜的好處，例如《本草拾遺》說吃高麗菜可以：「補骨髓，利五臟六腑，利關節，通經絡中結氣，明耳目，健人，少睡，益心力，壯筋骨。」而《千金食治》則說常吃高麗菜可以：「大益腎，填髓腦，利五臟，調六腑。」

蘆薈的使用歷史很悠久，有多種保健治療的效果。在古埃及的醫書中，記載著蘆薈為外用藥，醫學之父希波克拉底將蘆薈當作緩瀉劑，歐洲各國藥典中，都有記載蘆薈的廣泛藥效。古代日本人則認為蘆薈具保健療效，有殺菌、明目涼肝、靜心除煩悶、緩瀉的作用。

蘆薈是於唐朝時從中亞傳入中國，中醫認為，蘆薈的味苦性寒，能清肝熱、通便、殺蟲，還可以用來改善頭痛、大便秘結、肝炎等。但因其性涼，所以不適合天天吃，症狀一有改善就要停止。

蘆薈含有蘆薈素、蘆薈寧，以及多種維生素、礦物質、蛋白質、黏多醣、酵素、纖維等，微量營養素多達七十種以上，可說是健康指數超高的植物。

蘆薈中的異檸檬酸鈣等有強心、促進血液循環、軟化硬化動脈、降低膽固醇含量、擴張微血管的作用，可以暢通血液循環、減少膽固醇值、減輕心臟負擔，使血壓保持正常，清除血液中的毒素。

蘆薈中有蘆薈大黃素甙（aloin）和蘆薈大黃素，這兩個成分是蘆薈中特有的，能增進食慾，讓大腸緩瀉，是古今中外治療便祕很有效的食物。蘆薈大黃素會增加大腸液的分泌，增加脂肪酶的活性，恢復失調的大腸自律神經功能，服用適量的蘆薈可以增加消化液的分泌，促進腸蠕動。此外，蘆薈大黃素能夠刺激排泄系統，排毒去火，清除宿便與有毒物質，同時還可以消滅受感染的腸黏膜細菌（毒性大腸桿菌），強化免疫系統，預防慢性腸炎，甚至能夠減少分泌過多的胃酸，避免十二指腸潰瘍。

蘆薈中的黏液類物質主要是蛋白質，是核心成分多糖類物質，這個重要的成分可以防止細胞老化和治療慢性過敏。黏液素存在於人體的肌肉和胃腸黏膜等處，可讓組織富有彈性，如果不足，肌肉和黏膜會失去彈性而僵硬老化，而且細胞會逐漸衰弱，失去防禦病菌、病毒的能力。

蘆薈也有抗癌的作用，這是因為蘆薈中的黏稠物質多醣類能提高免疫力和抑制、破壞異常細胞的生長作用。

蘆薈還富含鉻元素。鉻元素會促進胰島素分泌，使血糖恢復正常，不僅能緩解糖尿病併發症，還能促進新陳代謝，提高人體免疫力。

柳橙的功效請參照第三十頁。

蜂蜜的功效請參照第二十頁。

◇其他功效

健胃益腎。

◇備註

1.甲狀腺功能失調者不宜大量食用高麗菜。

2.腸胃道功能較差的人，不宜生食高麗菜。

3.蘆薈綠皮中含有大黃素，大黃素有毒，容易刺激皮膚和腸胃道系統，造成紅腫及腸絞痛，所以打成汁時一定要去皮。

4.蘆薈不宜長期大量食用，孕婦、哺乳中婦女、孩童、肝腎功能不佳者、曾對百合科植物過敏者、兩週後要進行手術者、痔瘡患者、正值生理期者及體質虛寒的人不宜食用。糖尿病患者或有服用相關降糖藥物的人需謹慎使用。

5.蘆薈性偏寒，一天中的食用分量最好控制在十五公克以內。

番茄蘋果汁

◇材料

番茄……二〇〇克

蘋果……三〇〇克

◇作法

1. 洗淨番茄，用開水燙一下之後剝皮。
2. 洗淨蘋果，切小塊，去核（去不去皮皆可）。
3. 所有材料放入果汁機中打勻即可。

番茄有三大重要營養素，分別是番茄紅素、維生素C以及膳食纖維，營養價值很高。義大利有句諺語：「番茄紅了，醫生的臉都綠了！」這表示番茄不僅美味好吃，也是養生保健、遠離疾病的好幫手。

有研究指出，番茄紅素是一種植化素，是抗氧化力最強的天然物質之一，能促進身體新陳代謝、抗老化、清除自由基、抵抗紫外線對皮膚的傷害（抑制紫外線照射皮膚時所產生的自由基，減少癌症和皮膚老化的機率）、改善心血管疾病（番茄紅素能降低血小板的活性，從而減少血栓、心臟病和中風發生的機率），而且番茄紅素能幫助身體分泌各種激素，誘導癌細胞良性分化、凋亡，抑制癌細胞訊號傳遞作用及分裂等，加上內含的維生素和番茄紅素一起作用時，能抑制自由基傷害細胞染色體，所以能有效防癌抗癌，尤其能預防前列腺癌、肺癌、胃癌、攝護腺癌、腸癌、卵巢癌、子宮頸癌、乳癌等。茄紅素除了抗氧化的功效，根據研究報告指出，還能讓精子數量增加，減少異常精蟲數量並改善精子游動能力。

番茄中的維生素A能有效預防皮膚老化及老人斑；維生素C有強效抗氧化能力，可以清除體內自由基，防止老化；葉酸則能抑制癌細胞訊號傳遞，使之不易分裂繁殖。

膳食纖維可以保健腸道，還能幫助控制血糖，而且容易讓人產生飽足感。番茄又幾乎不含脂肪，糖分也不高，食用後還能增加人體的脂聯素值，對改善肥胖、胰島素阻抗有正面效用，有助減肥瘦身、維持正常體重。

根據中醫說法，番茄的味甘酸，性微寒，可以生津止渴，健胃消食，多用來治口渴、食慾不振、高血壓、動脈硬化、貧血、口角炎、肝臟以及腸胃疾病。

蘋果的功效請參照第四十九頁。

◇其他功效

減脂抗氧化。

◇備註

1. 一天的番茄食用量不要超過兩顆大番茄，並且要避免過晚食用。

2. 有慢性腎臟病的患者，尤其有在接受洗腎者，要少吃番茄。

Chapter 3

無痛簡單的除皺抗老法

青春永駐，可說是所有人的夢想。市面上的保養品，除了美白，就屬抗老最受歡迎。不只保養品，還有各種醫美（包括拉皮、注射玻尿酸、注射肉毒桿菌等），雖然老化是人生必經過程，但只要有任何機會或方法，任誰都想延緩年老的腳步。

有皮膚科醫師說，皮膚不是吸收器官，任憑在臉上塗塗抹抹多少高濃度精華液，都無法深入肌底，真正改善膚質。

醫美、微整型的方法看起來似乎更有效些，可是要動手術、打針，皆有風險而且要價不斐、得定時進廠維修，而且還得承受皮肉痛，不是所有人都願意嘗試。

老化不外乎與自由基相關，要想從體內防老抗皺，就要減少、清除自由基。雖然用「吃」的抗老，效果不如醫美立竿見影，但好處是平價、食材隨手可得，而且不會痛，沒有副作用。最重要的，還能獲得美容以外的其他保健功效。

番茄汁

◇材料

大番茄……兩顆

世茂出版集團
世茂 世潮 智富 出版集團 電話：(02) 2218 3277
新北市新店區民生路19號5樓 傳真：(02) 2218 3239

為何你總是會受傷

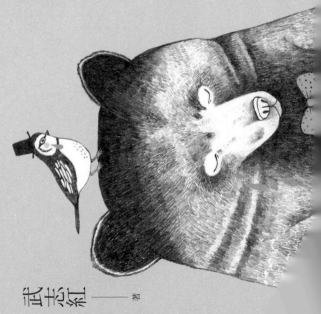

武志紅 ── 著

專業推薦

王意中 王意中心理治療所 所長／臨床心理師
吳姵瑩 諮商心理師／愛心理創辦人
黃之盈 諮商心理師／作家

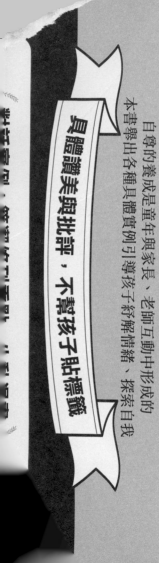

開水……三〇〇毫升

◇**作法**

1. 洗淨番茄後切小塊。
2. 所有材料放入果汁機中打勻即可。

番茄的功效請參照第一〇七頁。

◇**其他功效**

1. 防癌抗癌。
2. 收縮毛孔、淡化膚色。

酪梨檸檬橙汁

◇材料

酪梨……一八〇克　檸檬……三〇克

柳橙……三〇克　開水……適量

◇作法

1. 洗淨酪梨，去皮、去籽，切小塊。
2. 柳橙、檸檬去皮，切小塊。
3. 所有材料加入果汁機中打勻即可。

酪梨被譽為「超級食物」，雖然是植物的果實，但不屬於水果類，就營養學來說，因其脂肪含量比水分還多，所以被歸於油脂類，而且有「森林的奶油」之稱。

就現代營養價值來看，酪梨不但養分特別高，而且聚合高礦物質、高蛋白質、零膽固醇以及豐富的維生素E，營養密度很高，可謂是濃縮了營養之果。

酪梨擁有一種很獨特的營養素——優質脂肪。我們一般飲食，多是從肉類或食用油獲取脂肪，但肉類脂肪對人體心血管來說比較不健康，而一般烹煮用的油多半是經加工過的精緻油品，所以酪梨可說是很優質的脂肪來源。

酪梨中的脂肪是單元不飽和脂肪與多元不飽和脂肪，可以減緩發炎反應，預防糖尿病、心血管疾病，減少中風的風險。經臨床實驗發現，吃酪梨可以降低人體低密度蛋白膽固醇，幫助降低罹患心血管疾病的風險，以及改善體內脂質和脂蛋白組成等等，而且酪梨有許多可溶性纖維，可以延長飽足感，幫助維持體重。同時，這些不飽和脂肪對孕婦來說也是很好的營養品，能提供胎兒腦部發育、神經系統、眼睛所需的營養。

除了優質脂肪，酪梨還有豐富的膳食纖維與維生素。膳食纖維能幫助排便，所以也有改善體質的效用。

酪梨還有大量的維生素C和E，這兩種維生素有抗氧化力，可以減少自由基對身體的傷害。維生素E配合上單元不飽和脂肪酸，能避免血管阻塞與氧化，預防血液循環不良所引起的症狀。

近來也有日本醫師提出，酪梨中豐富的維生素B群可以穩定及治療神經炎，維生素E有抗氧化的功效，油酸則有抗發炎的效果，所以能有效緩解肌肉的神經酸痛。

柳橙的功效請參照第三十頁。

檸檬的功效請參照第二十八頁。

◇其他功效

1. 美白淡斑。
2. 保護心血管，預防動脈硬化。

◇備註

酪梨含較多鉀離子，不適合慢性腎臟病患食用。

葡萄覆盆子紫高麗菜汁

◇材料

葡萄……… 四〇〇克
覆盆子………六〇〇克
紫高麗菜……一〇〇克

◇作法

1. 洗淨葡萄、覆盆子。
2. 將高麗菜洗淨撕小片。
3. 所有材料放入果汁機中打勻即可。

葡萄的顏色不一，營養也不同。例如綠色的葡萄富含β胡蘿蔔素和維生素A，很適合經常用眼以及容易有上呼吸道感染的人吃；紫色或紅色的葡萄含有花青素與多酚類，有抗氧化、抗老的功效。顏色愈黑的葡萄，含黃酮類的物質就愈多，而黃酮類物質可以清潔血液，防止形成膽固醇斑塊，若能連同葡萄皮、籽一起吃，對心臟的保護作用更佳，可謂是重要的營養兼藥用水果。

葡萄中所含的糖分就是「葡萄糖」，可以直接被人體吸收，進入體內後會轉化成能量，可迅速增強體力，有效消除疲勞，還能緩解低血糖症狀，而且葡萄的纖維柔軟好消化，很適合病後身體虛弱的人食用。

葡萄的保健成分主要集中在葡萄皮與籽當中，以多酚類與花青素為主。這兩種營養素可以抵抗自由基造成的疾病、延緩衰老、增強免疫力、抗癌。特別是葡萄籽，有「多酚王」之稱，所含多酚能增強記憶、減少炎症，也可以緩解關節炎疼痛和膝關節炎症，有益於關節。而原花青素則有極高的藥用價值，抗氧化的功效比維生素C還高，可以保護膠原蛋白，維持細胞組織間的結構完整，有效防止細胞因壓力、氧化問題造成皺紋、斑點等老化現象，還能保護大腦、緩解眼睛疲勞、降血壓、預防動脈硬化、改善心臟功能。

葡萄皮中還有維生素B群、C、類胡蘿蔔素以及白藜蘆醇，有降血脂、預防動脈硬化、改善免疫能力的效用。白藜蘆醇可作為抗氧化劑，對抗由呼吸道病原菌所引發的炎症，有效緩解過敏症狀，還可以防止正常細胞癌變、抑制已惡變的細胞擴散，防癌抗癌功效頗強，所以將葡萄連皮帶籽打成汁，最能吸收其完整的營養素。

中醫認為，葡萄性平，味甘酸，無毒，入肺、脾、腎經，有補肝腎、健脾和胃、益氣血、生津液、利小便、止咳除煩、強筋骨的功效。葡萄之所以能健脾和胃，主要是因為其中含有多種果酸，有助消化、清理胃腸垃圾、增加食慾的功效，還能防止肝炎後脂肪肝的發生，對大腸桿菌、綠膿桿菌、枯草桿菌也有抗菌的作用。葡萄中的維生素P則能降低胃酸毒性，治療胃炎、腸炎以及嘔吐。這些都是葡萄之所以能健胃的要素。

早在《神農本草經》中就記有葡萄的營養、功效，指出食用葡萄可以「主筋骨濕痹，益氣、倍力、強志，令人肥健，耐飢忍風寒，久食，輕身不老延年。」《滇南本草》則說吃葡萄可以「大補氣血，舒筋活絡。」

覆盆子又稱為樹莓、懸勾子，早期歐洲婦女會飲用覆盆子茶來加強產後復原的能力。覆盆子除了有醫學上退燒、抗發炎的效果，還能抗老化、美白、減少脂肪形成、燃燒熱量、促進新陳代謝、抑制某些細菌與真菌在陰道過度孳長而引起發炎，所以會被製成醫療輔助食品來食用，有「生命之果」「黃金水果」的稱號。

覆盆子中的鞣花酸（Ellagic acid）屬於多酚的一種，在醫學上可以當成抗氧化劑，有保健的功效，是天然的抗癌物質，適量食用可以抗癌、淨化臉部黑色素、增加皮膚的亮澤，有助美白。覆盆子中的類兒茶素和抗氧化黃酮也是天然的抗氧化劑，能趕走體內過多的自由基，促進新陳代謝。

美國研究發現，覆盆子有健腦益智、活躍思維的效用，這是因為覆盆子中所含的抗氧化劑可以有效防止自由基損傷大腦，並改善大腦的血液、氧氣供應，從而達到健腦益智的作用。

中醫認為，覆盆子的味甘、酸，歸腎、膀胱經。功效有益腎、固精、縮尿，可用於小便頻數、遺經滑精、陽痿早洩、腎虛遺尿上。

覆盆子之所以有治療陽痿的效用，據美國研究顯示，是因為覆盆子中所含有的各種活性成分能夠改善陰莖的血液循環，提高性神經的興奮性，因此對於防治男性勃起功能障礙、性慾冷淡等有顯著作用。

紫高麗菜又稱紫甘藍，含有各種維生素與礦物質，尤以維生素C為最多。另外如維生素B群、維生素E、花青素甙和纖維素等也很豐富。功效有防老、抗氧化、舒緩壓力、抗疲勞、殺菌消炎等，有重要的醫學保健作用，是一種天然的防癌藥物。

維生素C是人體重要的必需營養素，有助促進形成膠原蛋白，幫助傷口癒合，還能增強免疫力、幫助身體抗氧化、避免形成自由基，若想預防感冒，可以多補充些維生素C。

紫甘藍中的抗氧化物質除了維生素C還有花青素、維生素E與β胡蘿蔔素，這些抗氧化成分能夠保護身體免受自由基的損傷，並有助細胞更新，能強身健體，經常食用能增強人的活力，提高免疫力，減少罹患心血管疾病的風險。

紫甘藍中的花青素雖不是人體必需的營養素，但對於預防衰老和相關疾病卻很有助益。同時，花青素也可以幫助身體減少發炎的情況，進而預防關節炎等疾病。

紫甘藍中的礦物質有鉀、硫、鐵、鈣、磷、銅、鎂、硒等，其中以鉀的含量最多，可以幫助調節電解質平衡，從而穩定、降低血壓；硫的主要作用是殺蟲止癢，對治療各種皮膚搔癢、濕疹等疾患有一定功效，若想維護皮膚健康，可常吃這類蔬菜；鐵元素則能提高血液中的氧氣含量，有助人體燃燒脂肪，進而有益於減肥。

◇其他功效

美白肌膚。

◇備註

1.葡萄糖分較高，糖尿病患者、懷孕婦女不宜多吃。

2.脾胃虛寒的人最好不要吃葡萄；經常腹瀉的人要少吃點葡萄。

3.葡萄不可與牛奶、海鮮同食。

4.腎虛火旺、小便短赤（指小便每次量少，顏色深黃，甚至帶有紅色）、懷孕初期的婦女要謹慎食用覆盆子。

5.肺部發炎患者要少吃紫甘藍；眼睛有充血者、腸胃潰瘍、患有腹瀉者不宜食用。

香檸芭樂鮮果汁

◇材料

芭樂……一顆

檸檬……半顆
開水……三〇〇毫升

◇作法

1. 芭樂洗淨切小塊。
2. 檸檬去皮切小塊。
3. 所有材料放入果汁機中打勻即可。

芭樂是台灣的「國民水果」，有「水果王后」之稱，是一個營養能量庫，含有豐富的蛋白質（其中的八種胺基酸都是人體所需）、維生素A、C、磷、鈣、鎂、鉀等，熱量低、纖維高、水分多，而且又容易有飽足感，是糖尿病患和減肥者最常攝取的食物之一。芭樂是非常好的保健食品，在食療上的功效有防治癌症、健胃養腎、消炎止瀉。

芭樂最豐富的營養來源就屬維生素C，一顆即能滿足人體一日所需的量，是天然美白的聖品，也有助牙齦健康，可以防止腫脹、出血、牙齒鬆動。維生素C是強大的抗氧化劑，能預防自由基侵害血管，並且將膽固醇分解成膽酸，再隨廢物一起排出體外，可以維持血管彈性、預防心血管疾病，此外，還有提升免疫力，抗發炎、預防感染的效用。而且芭樂的維生素C屬左旋式，與本身的有機酸（檸檬酸、蘋果酸）、高鉀會起化合作用，經人體吸收後即可增強免疫力。

維生素A有助撫平縐紋，讓肌膚容光煥發，而且有維持視力、保護眼睛，預防白內障等眼睛疾病的效用。

芭樂的營養不只在果肉，芭樂籽可以降血壓、幫助消化、改善排便、預防前列腺癌、控制膽固醇。芭樂表皮中豐富的維生素C也有助於修復受損的腸胃道黏膜細胞，減少腸胃不適。

芭樂的果肉與籽都含有抗氧化劑，像是茄紅素、槲皮素、維生素C以及各種多酚類，既有助於預防心血管疾病，也能幫助清除體內自由基、減緩因細胞氧化而造成病變問題、消除癌細胞、抑制癌細胞生長，根據研究證實，在預防前列腺癌、乳癌、皮膚癌、大腸癌等上都頗有效用。所以男性若要保養前列腺，不妨可以多吃點芭樂。

檸檬的功效請參照第二十八頁。

◇**備註**

1. 芭樂吃太多容易上火、便祕，故要有所節制。
2. 常年便祕、陰虛火旺者不宜食用芭樂。

核桃黑芝麻豆奶

◇**材料**

核桃……一五克　無糖豆漿……一五〇毫升
黑芝麻……一五克　牛奶…………一五〇毫升

◇**作法**

1. 捏碎核桃。
2. 所有材料一起放入果汁機中打勻即可。

核桃與扁桃、榛子、腰果並稱為世界「四大乾果」，因其營養價值豐富，又有「萬歲子」「長壽果」「養生之寶」的美稱。

中醫學認為，核桃的味甘，性溫，無毒，入腎、肺、大腸經，可以補腎、固精強腰、溫肺定喘、潤腸通便。主要用來治療腎虛喘嗽、腰痛、破血祛瘀、潤燥滑腸。

從前中醫認為，核桃像大腦的形狀，以形補形，所以吃核桃有補腦的功效，例如李時珍曾說過，吃核桃能「補腎通腦，以益智慧」。根據現代醫學研究發現，吃核桃的確對大腦健康有好處，而且可以顯著提升認知能力。因為核桃含有豐富的抗氧化物、α亞麻酸、維生素、礦物質、蛋白質、亞油酸甘油脂，能夠提供大腦基質所需，尤其是其中的卵磷脂，與蛋白質、維生素並列為「第三營養素」，可以增強記憶力與大腦活力、消除大腦疲勞、提高學習工作效率，而且能修復損傷的腦細胞，預防失智症；α亞麻酸則會在體內轉換成DHA物質，對大腦發育、延緩大腦衰老都很有幫助；賴胺酸（Lysine）有提高中樞神經組織功能的作用，可以提高智力和記憶力；維生素E可以防止細胞老化，達至健腦、增強記憶力以及延緩衰老的功效；微量元素鋅和錳是腦垂體重要成分，能為大腦補充營養，有健腦益智的作用。

除了補腦，核桃還有一個主要的功效是補腎。從中醫的角度來看，核桃主要的功用就是補腎（左側的腎）和命門（右側的腎）。

核桃中豐富的ω-3脂肪酸可以降低罹患憂鬱症、注意力不足過動症、癌症和失智症的風險。

核桃堪稱「抗氧化之王」，因其中所含的精胺酸、油酸、抗氧化物質對保護心血管、維護心臟機能健康、預防冠心病、中風、失智等都有助益。而且核桃中的維生素E也有抗氧化的效果。

芝麻又名胡麻，有黑白之分，而黑芝麻的營養價值略高於白芝麻，《本草綱目》中說，胡麻取油以白者為勝，服食以黑者為食，所以用於補益養生的多是黑芝麻。根據現代醫學研究的結果也表明，黑芝麻有顯著的醫療保健作用。

黑芝麻屬於堅果種子類，脂肪雖多，但比例很好：飽和脂肪酸一五・四％，單元不飽和脂肪酸四六％，多元不飽和脂肪酸三八・六％，與優質的油質（例如橄欖油）一樣，主要脂肪酸都是亞麻油酸。亞麻油酸是一種人體不可或缺的必需脂肪酸，若有缺少，會讓體內某些荷爾蒙無法正常分泌。而且根據研究發現，攝取亞麻油酸較多的人，罹患慢性病的風險機率較低。

中醫認為，芝麻味甘，性平，無毒，歸肝、腎、大腸經，有補益精血、潤燥滑腸的效果。《神農本草經》說黑芝麻是：「氣味甘平無毒，主傷中虛羸，補五內，益氣力，長肌肉，填腦髓。」《本草綱目》則記載「久服芝麻可以明眼、身輕、不老。」黑芝麻之所以有補益精血的效用，主要是因其所含鐵質、維生素E能促進血液循環，預防虛寒和貧血。同時，中醫也認為頭髮的營養來源在於血，若是頭髮變白或易脫落，多是因為肝血不足、腎氣虛弱，所以吃黑芝麻不僅能補氣血，也能連帶養護頭髮。而《本草綱目》中所說，久服可以不老，主要是因為黑芝麻中的維生素E非常豐富，有延緩衰老、潤澤五臟、益氣力、強筋骨的作用。

此外，中醫對於食物顏色的看法是「黑色入腎」，所以黑芝麻對於腎臟來說，也有一定的保健療效。

從現代營養學的角度來分析，黑芝麻富含抗氧化成分，有維生素E、鐵、鋅、芝麻素，可以減少自由基對細胞的傷害。維生素E是脂溶性抗氧化維生素，可以防止細胞膜上的脂肪被氧化，保護細胞免受自由基傷害，並抑制血液中的低密度膽固醇被氧化附著於血管壁，造成血管阻塞，在心臟及養顏美容上都是很好的補品；鐵質能輔助抗氧化酵素分解，消除新陳代謝產生的過氧化物質；鋅是抗氧化酵素的成分之一，能協助體內進行抗氧化，減少自由基對細胞的破壞；芝麻素會由血液送到肝臟，代謝成抗氧化物質，可以抑制脂質過氧化反應，預防過多自由基氧化造成的傷害。

豆漿又稱豆奶，是以黃豆或黑豆研磨而成的漿汁，富含植物性蛋白質（大豆蛋白），以及鈣、磷、鐵、鋅等幾十種礦物質及多種維生素，還有大豆皂甙、異黃酮、卵磷脂等有防癌健腦的營養素，但沒有膽固醇、熱量低，對身體沒什麼負擔，而且大豆蛋白還有助降低總膽固醇與低密度膽固醇（壞膽固醇）的濃度，能避免動脈硬化，減少罹患心腦血管疾病的風險，極富營養與保健的價值。同時，豆漿也有「植物界牛奶」「植物奶」的稱號，是素食者攝取優良蛋白質的來源。

豆漿的植物性蛋白質能提供孩童成長必需的胺基酸，卵磷脂則是細胞膜的主要成分，可以將營養素透過細胞膜運輸，排出細胞中不需要的廢物，維持細胞膜正常。卵磷脂同時也是腦細胞組成的重要物質，並且可以合成乙醯膽鹼，供給腦部發育營養，提高大腦活力、增強記憶力、改善大腦疲勞。

更年期婦女很適合喝豆漿，因為黃豆漿中的大豆異黃酮能改善更年期症狀。這主要是因為大豆異黃酮是一種植物性的荷爾蒙，異黃酮素的化學結構與雌激素非常類似，能發揮類似調節荷爾蒙、制約人體本身雌激素的功效，因此，它不僅能緩解更年期的不適，也能降低罹患乳癌的風險。同時，更年期婦女容易發生骨質疏鬆症，而大豆異黃酮能結合骨骼中的受體，有助減少骨質流失，增加骨質密度，強化骨骼，有助預防骨質疏鬆。

豆漿的特點是熱量低，能減輕身體負擔，其大豆異黃酮可以抑制人體脂肪的生成，加上豐富的膳食纖維能促進腸胃蠕動、清理腸道，又能產生飽足感、降低食慾，對維持體重、減肥都有一定的幫助，但要喝無糖豆漿才有效。同時，這些膳食纖維屬水溶性，可與膽酸結合，加速膽酸的排泄，有助降低血液中膽固醇的濃度。

豆漿的性平，味甘，根據《本草綱目》的記載，豆漿的效用有：「利氣下水，制諸風熱，解諸毒」。

從中醫觀點來看，五穀中的豆類是補腎的良藥，尤其是黑豆，因為中醫五行認為黑入腎，所以黑豆漿補腎、補骨的效果又比黃豆漿更好。

牛奶的功效請參照第十九頁及九十四頁。

◇備註

1. 核桃吃太多會脹氣，故不可多吃。
2. 核桃放太久會出油，變油的核桃不能吃。
3. 體質容易上火或有痰者，最好不要吃核桃；陰虛、容易流鼻血、大便泄瀉的人要盡量少吃或不吃核桃。
4. 容易上火者、膽固醇過高的人不可以吃過多黑芝麻。
5. 寒性體質（或胃寒）、腎功能不佳者、身體有發炎者、患有胃炎者及胃潰瘍者，以及空腹時都不適合喝豆漿。
6. 豆漿最好喝無糖的，而且一天不要超過二四〇毫升。

藍莓香蕉優格

◇材料

藍莓……………一〇〇克
香蕉……………半根

無糖優酪乳……三五〇毫升

◇作法

1. 洗淨藍莓。
2. 香蕉去皮切小塊。
3. 所有材料放入果汁機中打勻即可。

藍莓有「漿果之王」的稱號，含有抗氧化劑，屬於強力抗氧化的水果，可以減低癌症發生機會、減緩老化、活化腦力、增強記憶力，是世界糧農組織推薦的五大健康水果之一，但其產季短，產量不多，所以又有「北美藍寶石」的稱呼。

藍莓含有幾種特殊的植化物，這些植化物包括有花青素、類黃酮、葉黃素及其他酚類化合物，它們被稱為「廿一世紀的維生素」，有抗氧化力，可以防癌、抗老、調節免疫能力。根據美國的研究顯示，藍莓是所有水果中含有最多抗氧化物質的，抗氧化能力高居四十幾種蔬果之首，所以又被稱為「抗氧化發電機」。人體一旦提升了抗氧化的能力，就有可能減少癌症的發生。

藍莓的抗氧化能力可以中和體內因新陳代謝所產生的自由基，使身體免受自由基的傷害，也能保護血管內皮細胞，預防冠狀動脈硬化、中風並降低罹患癌症的風險，另外還能預防糖尿病、老年失智症、泌尿道感染、眼睛黃斑部病變與白內障等退化眼疾。

藍莓的抗氧化物對大腦很有好處，所以又有「大腦的莓果」之稱。因為藍莓能保護大腦、避免氧化壓力傷害、防止腦神經衰老，並減少特定大腦病症或失智症的影響。有研究顯示，藍莓中的抗氧化物質會累積在大腦中對智力而言特別重要的區域。

藍莓多種的植化物中，花青素很特別，不僅是抗氧化劑，還有活化視網膜的功效，可以強化視力、防止眼睛疲勞，根據醫學臨床報告顯示，藍莓中的花青素也可以促進視網膜細胞中的視紫質再生，預防近視，增進視力。此外藍莓中還有一種花青素與醣類的結合體——花色素苷，這是一種水溶性的植物色素，也可以緩和眼睛疲勞、提升視力。正因藍莓對眼睛有多種保護功效，在第二次大戰時，受到許多空軍飛行員的喜愛，被暱稱為是「飛行員的早餐」。

香蕉幾乎含有所有維生素和礦物質，可以輕易從中攝取各種營養素。根據研究發現，若長期食用香蕉，能將中風死亡的機率降低至四十%。

此外，香蕉的膳食纖維含量豐富，加上還有果膠的成分，能充分潤滑腸道、促進腸道蠕動、加速糞便通過的速度，不讓廢物滯留在腸道中，能避免產生致癌物，而且香蕉中的果寡醣成分能降低腸道內壞菌，增加腸道好菌作用，改善腸道菌叢，幫助排便，可有效預防腸癌。

香蕉中也有很多鉀離子、鎂離子。鉀離子能防止血壓上升、肌肉痙攣、保持正常心肌收縮的協調作用、降低中風危險。高血壓患者的體內多是鈉多、鉀少，而香蕉的鉀離子能抑制鈉離子升壓以及損壞血管的作用，可以維持體內的鈉鉀平衡。鈉鉀平衡後，也能緩解眼睛的不適。而且鉀還有助於減少尿酸結晶沉澱在關節中，可以幫助排出尿酸，預防痛風。

除了鉀能舒緩眼睛的不適，香蕉中的胡蘿蔔素也有助於緩解眼睛疲勞，延緩眼睛衰老。

吃香蕉還能緩解腸胃的不適。因為香蕉中有一種5-羥色胺的化學物質，可以舒緩胃酸對胃黏膜的刺激，促進黏膜細胞生長繁殖，從而預防胃潰瘍並修復各種潰瘍。

除了潰瘍等疾病，香蕉也可以改善腹瀉。因香蕉中含有果膠等水溶性纖維，可以吸附水分。鉀、鎂則能有助補充腹瀉流失的電解質，很適合腹瀉時食用。

同時，香蕉中5-羥色胺及合成5-羥色胺等胺基酸會轉化成血清素，這種物質能刺激神經系統，令人放鬆，給人帶來歡樂、平靜的感受，使心境變舒暢，有助防治憂鬱症，所以香蕉又被稱為「快樂食品」。

醣類是運動初期主要的能量來源，也是脂肪完全燃燒所必需的營養素，所以運動時補充醣類很重要。香蕉富含醣類（包含葡萄糖、蔗糖、果糖）、鉀、鎂等多種營養及抗氧化功能，而且單醣能快速補充大腦與身體所需能量，維持體能精力，很適合健身、運動者食用。而且香蕉中所含的血清素、多巴胺也能幫助運動員對抗氧化壓力。

中醫認為，香蕉的味甘，性寒，入肺、脾經，主治清熱解毒、利尿消腫、安胎。《本草求原》說吃香蕉能：「止渴潤肺解灑，清脾滑腸；脾火盛者食之，反能止瀉止痢。」性寒者能清腸熱，味甘能潤腸通便，所以香蕉適用於腸胃積熱所導致的熱秘（熱秘的症狀有大變乾結，小便短赤，面紅身熱，或兼有腹脹腹痛，口乾口臭）。

優酪乳的功效請參照第十三頁。

◇**備註**

1.糖尿病患者、腸胃較弱者、胃酸過多者、產後婦人、體虛者都不宜吃太多藍莓。
2.藍莓內含豐富的水楊酸，會對水楊酸過敏的人不宜多吃。
3.香蕉含有較多鉀離子，慢性腎臟病患要盡量減少攝取。
4.香蕉性寒，脾胃虛寒、胃痛腹瀉、胃酸過多、消化不良的患者要少吃。

酪梨蘋果汁

◇**材料**

酪梨……一顆　蜂蜜……適量
蘋果……一顆　開水……適量（可依水果大小調整）
檸檬汁……少許

◇**作法**

1. 酪梨去皮、去核切小塊。
2. 蘋果洗淨後去核切小塊。
3. 所有材料放入果汁機中打勻即可。

酪梨的功效請參照第一一四頁。
蘋果的功效請參照第四十九頁。
檸檬的功效請參照第二十八頁。
蜂蜜的功效請參照第二十頁。

◇**其他功效**

1. 保健腸胃。
2. 抗癌排毒。

南瓜牛奶

◇材料

南瓜……八〇克

牛奶……一〇〇毫升

奇亞籽……一大匙

炒芝麻……一大匙

橄欖油……一大匙

開水……一五〇毫升

◇作法

1. 南瓜洗淨後，連皮切小塊蒸熟，放涼後去皮。
2. 所有材料放入果汁機中打勻即可。

南瓜的功效請參照第九十八頁。

牛奶的功效請參照第十九頁及九十四頁。

奇亞籽以前是南美洲阿茲特克人的主食之一，含有多種養分，而且人體無法自行合成的九種必需胺基酸中，奇亞籽就含了八種，所以被視為超級食物，近年來更成為養生食品的新寵。

此外，奇亞籽還有高纖維，其中的水溶性纖維可以吸收自身體積十倍的水分，一旦遇水，會變得像是凝膠狀物質，食用後在腸胃中能減緩澱粉轉換成糖的速度，有助延緩血糖上升；而非水溶性纖維在水中不會溶解、吸收，幾乎可以完整通過消化道，不但能緩解飢餓、增加飽足感，還有調節腸道機能、改善便祕的作用，因此食用奇亞籽有幫助管理體重、提升減肥成效的效果，所以也被視為減肥聖品。

同時，對於速食以及減肥族群來說，奇亞籽也是一項優質的蛋白質來源。因為奇亞籽有一種特徵是能減緩碳水化合物轉換為糖分速度（降低血糖峰值、抵達峰值所需時間），可以穩定餐後血糖，有利血糖控制。

奇亞籽中所含的油脂有三一%，其中的六八%為α-亞麻酸（一種ω-3必需脂肪酸，是多元不飽和脂肪酸的一種），加上它所含的多種維生素、礦物質，使其成為醫藥、營養等產業最受矚目的作物之一。奇亞籽中的α-亞麻酸能可以幫助維持體內膽固醇正常含量，在人體內轉換為前列腺素，幫助人體抗發炎、消水腫、降血壓，還有助於穩定情緒、改善心情，而這些也與減少過度飲食的行為有關連。但人體無法自行製造這種ω-3，必須從食物中攝取。一般ω-3含量最多的是深海魚油，不過植物性的奇亞籽也是很好的天然ω-3營養來源，對素食者而言可以很好的補充身體所需脂肪酸。

奇亞籽中的膳食纖維是優質纖維的來源，既不含熱量，也不會造成血糖上升，還能被腸內好菌當成食物，幫助好菌增長、促進腸胃功能。

黑芝麻的功效請參照第一二七頁。

◇其他功效

改善白內障與糖尿病。

◇備註

1. 奇亞籽有降低血壓的功效，低血壓患者應避免食用。同時，妊娠時婦女的血壓較不穩定，若要食用，可先找醫師諮詢。

2. 奇亞籽是鼠尾草的種子，和芝麻等植物類似，如果對芝麻、芥菜、薄荷等會過敏的人，也可能會對奇亞籽過敏。
3. 腸胃不好、容易脹氣的人要謹慎食用奇亞籽。
4. 奇亞籽的食用量一天盡量不要超過一大匙（約一〇克）。

番茄檸檬汁

◇材料

番茄……兩顆
檸檬……半顆
蜂蜜……適量

◇作法

1. 番茄洗淨切小塊。
2. 檸檬去皮切小塊。

3. 所有材料放入果汁機中打勻即可。

番茄的功效請參照第一〇七頁。

檸檬的功效請參照第二十八頁。

蜂蜜的功效請參照第二十頁。

◇其他功效

讓皮膚細緻、柔嫩。

芹菜胡蘿蔔蘋果汁

◇材料

胡蘿蔔……一根　蘋果……一顆

檸檬……一顆　　芹菜……五〇克

◇作法

1.胡蘿蔔洗淨、去皮、切小塊。
2.檸檬去皮切小塊。
3.蘋果洗淨、去核切小塊。
4.芹菜洗淨切小段。
5.所有材料放入果汁機中打勻即可。

胡蘿蔔的功效請參照第七十八頁。

檸檬的功效請參照第二十八頁。

蘋果的功效請參照第四十九頁。

芹菜的功效請參照第三十四頁。

◇其他功效

1.防止血管硬化、降低血壓、減少心臟病。
2.增強免疫力，防癌抗癌。
3.健脾開胃、明目益肝。

洛神葡萄柚汁

◇材料

洛神花醬……兩大匙　百香果……五顆
葡萄柚……兩顆　蜂蜜……兩大匙

◇作法

1.葡萄柚去皮、去籽、切小塊。

2. 挖出百香果肉備用。

3. 所有材料放入果汁機中打勻即可。

洛神花被譽為「植物界紅寶石」，不僅外觀美麗、滋味可口，還有清血管、抗老養顏等功效。所含營養成分有果膠、花青素、蘋果酸、維生素A、B_1、B_2、B_3、C、鈣、鎂、鐵等。

洛神花又稱為玫瑰茄，可以泡成茶飲或做成蜜餞食用。我們平時所食用的洛神花主要是其肥厚的花萼，而非花瓣，其花萼上含有許多特別的有益物質。

根據研究，若每天喝二〇〇毫升的洛神花熱飲，六個月後，血脂的濃度會明顯降低，血壓也會大幅下降。這是因為洛神花中含有豐富的類黃酮素、原兒茶酸、花青素等物質。這些物質可以降低血脂，抑制低密度脂蛋白氧化以及血小板的凝集，降低血栓的形成，起到清理血管的作用。

洛神花中的抗氧化成分（例如花青素、類黃酮素等物質）可說是眾多蔬果中的佼佼者，有助於清除自由基、抗老化和修復皮膚，明顯改善肌膚保水性與紅潤度。

洛神花還能抑制癌細胞生長，有防癌以及輔助治療的效果，例如多酚能促進癌細胞凋亡。根據另一項研究也發現，洛神花中抗氧化物質的花青素、原兒茶酸能夠阻滯血癌細胞週期，消滅血癌細胞，有用於抗癌藥物及化學預防劑的潛力。

根據中醫的說法，洛神花性寒，味酸，花、根、種子都可以入藥，能清熱解毒、清心降火、生津止咳、利尿去浮腫、活血補血、養顏美容、降血壓等。

根據現代營養學的研究，洛神花茶的確能起到活血補血的效用，因其富含維生素A、C和大量的鐵、鈉、蘋果酸，這些營養素能促進血液循環，加快血液新陳代謝和造血功能，所以能活血補血。

洛神花之所以能降血壓是因為其中含有一種叫木槿酸的物質，能幫助降低人體血液中總膽固醇和三酸甘油脂，所以能達到降血壓的作用。

能養顏美容則是因為花青素和果酸能有效清除人體內自由基，增加人體氧化耐受性，使血液循環更加順暢，進而增加皮膚的修復能力。若肌膚出現面色暗陳、缺水等問題時，飲用洛神花茶能消除體內沉澱的黑色素，並將黑色素排出體外。

葡萄柚的功效請參照第八十七頁。

百香果可說全身都是寶，富含維生素A、維生素C、類胡蘿蔔素和植化素，還有少量的鐵跟鉀，可以穩定神經、幫助睡眠、改善貧血、降低高血壓等。

比較特別的是，百香果所含的生物類黃酮是抗氧化物之一，不只能調節免疫力，更可以清除自由基，也能舒緩鼻子過敏、中耳炎等狀況。

百香果的味甘、酸，性平，果實能清熱解毒、陣痛安神、和血止痛，以及治痢疾、痛經、失眠；根能治療關節炎、骨膜炎；種子則能抗氧化、保護心血管。

百香果的種子含有白皮杉醇等高抗氧化的多酚類化合物，是保護心血管的良好物質，可以減少自由基破壞細胞，防止產生各種退化性疾病。同時也可以防止紫外線對皮膚造成傷害而導致皺紋。

蜂蜜的功效請參照第二十頁。

◇其他功效

助消化。

◇備註

1. 胃酸過多的人、體虛氣弱的人、血壓偏低者不宜多吃洛神花；女性在生理期或妊娠期時最好不要食用；腎功能欠佳者應視情況酌量食用。

2. 腸胃以及腎功能不佳者，百香果不宜吃多。

蘋果蘿蔔蔬果汁

◇材料

蘋果……一〇〇克
白蘿蔔……一〇〇克
芹菜……一根
小松菜……兩株
荏胡麻油……一大匙
水……一五〇毫升

◇作法

1. 蘋果洗淨，去核切小塊。

2. 白蘿蔔洗淨去皮切小塊；芹菜、小松菜洗淨、切小段。
3. 所有材料放入果汁機中打勻即可。

蘋果的功效請參照第四十九頁。

白蘿蔔是冬天盛產的食材，含有多種營養素、豐富的醣類、蘿蔔硫素，以及多種酶。其中，蘿蔔硫素有很好的抗氧化能力，能增加身體免疫力，提高巨噬細胞活性，增強吞噬殺滅癌細胞的能力，可預防胃癌、大腸癌等消化道癌症；而酶則有消除亞硝酸胺的致癌作用；此外其豐富的膳食纖維能刺激腸胃蠕動，促進排出體內囤積毒素，對預防大腸癌、直腸癌都很有效果，所以有「冬天蘿蔔賽人參」「平民人參」的美譽。

中醫古籍裡說，白蘿蔔性味辛甘，生食升氣（把氣提升到上焦），熟食降氣（使氣往下焦走，有利尿功效），能寬中化痰、潤肺止咳、散淤消食，可以入藥治病，若有脹氣、消化不良、咳嗽又多痰者，可以吃白蘿蔔健胃整腸、消除脹氣、止咳化痰。

就現代醫學來看，白蘿蔔之所以能化痰、潤肺止咳主要是因為其中含有多種水溶性維生素和有機酸，這些成分能改善咳嗽、咳痰、氣喘等多種症狀。

另外，從中醫觀點來看，高血壓就是所謂的「氣逆」，而白蘿蔔中的辛辣成分——異硫氰酸酯，可以幫助散發體內的熱，使氣血恢復正常，達到改善高血壓的效果。同時，異硫氰酸酯的抗氧化作用也很強，能抗老、抗菌、抗癌，只是這個物質一旦加熱就會流失，所以最好是生食。此時，只要將白蘿蔔磨泥，就可以輕鬆享用。而且若將白蘿蔔磨成泥再吃，白蘿蔔在絞碎、磨泥過程中會大量釋出其中酵素，比起直接吃，會高出十倍左右。

白蘿蔔的好處其實有一半都在皮上，一般人會覺得白蘿蔔的皮很辣而將之去除，但這個辛辣味正有抗病毒的功效，而且功效比白蘿蔔肉更強。白蘿蔔的皮不僅有抗病毒的能力，也有理氣化痰的效果，同時，白蘿蔔的皮與肉有互相制衡、互補之處。例如蘿蔔肉會為人體增加水分，生津止渴，但吃多了會水腫，而白蘿蔔皮就能幫助人體排出水分，消除水腫，所以最好是連皮帶肉一起吃。

芹菜的功效請參照第三十四頁。

小松菜又名日本油菜，有豐富的維生素（如β胡蘿蔔素、維生素C、為生素K等）與礦物質，鈣與鐵的含量為牛奶的兩倍之多，尤其鈣質是所有綠色蔬菜中含量最高，是這兩、三年來在生機飲食界竄起的明星蔬菜，被譽為「天然的保健食品」。

小松菜中的維生素C、β胡蘿蔔素都是養顏美容的營養素。維生素C會促進生成膠原蛋白，防止皺紋、黑色素沉澱、抗氧化、消炎、抑制皮脂的作用，既能美白，也能有效改善青春痘、乾燥肌的問題。β胡蘿蔔素則可以維持皮膚、內臟等部位黏膜組織的健康。而且β胡蘿蔔素會轉換成維生素A，有和維生素A相同的功效，而維生素A有高度抗氧化的作用，可以防止身體老化，保護人體肌膚、頭髮、指甲的健康。

小松菜不只鈣含量高，還有維生素K。維生素K可以幫助鈣讓骨骼定型，有預防骨質疏鬆症的功效，也會在人體出血時讓傷口結痂並止血。

另外根據實驗發現，小松菜的色素成分「新黃質」可以有效對抗肥胖，只是新黃質不耐熱，生吃較能有效攝取。

小松菜屬於油菜科，含有異硫氰酸酯，有解毒的功效，多吃能活化白血球、提升免疫力，保護身體免受感冒病菌侵襲。

◇**備註**

腹瀉患者、有腸胃疾病的患者、有先兆流產的婦女要謹慎食用白蘿蔔，甚至最好不要吃；正在吃補藥或中藥的人也最好不要吃。

蘋果荷蘭芹汁

◇**材料**

蘋果……一顆　　油菜……一〇〇克

荷蘭芹……一二〇克　　柳橙……半顆

◇**作法**

1. 蘋果洗淨，去皮切小塊。
2. 柳橙去皮切小塊。
3. 荷蘭芹、油菜洗淨切小段。
4. 所有材料放入果汁機中打勻即可。

蘋果的功效請參照第四十九頁。

荷蘭芹又稱為香芹、土芹菜，是西餐中一種常見的香料，也是一種不錯的保健食物，富含硒、鐵等微量元素，營養豐富，有提神、開胃和增強人體免疫力的作用。《本草推陳》說荷蘭芹的效用有：「治肝陽頭痛、面紅目斥、頭重腳輕、步行飄搖等症。」但中醫也認為，荷蘭芹性涼，吃多了會引發腹瀉等問題。

荷蘭芹是高纖維食物，經腸內消化作用後會產生木質素，這種物質是一種抗氧化劑，濃度高時可以抑制腸內細菌產生致癌物質，而且可以縮短糞便在腸道內停留時間，減少致癌物與結腸黏膜的接觸，達到預防結腸癌的目的。

油菜是十字花植物科油菜的嫩莖葉，熱量低，營養價值卻很高，有豐富的鈣、鉀、維生素等。其中的為維生素A、β胡蘿蔔素、維生素C含量在蔬菜中可說是頂級的。同時，油菜的膳食纖維含量也不少，除了可以促進腸道蠕動、幫助排便，還能減少脂肪吸收、降低血脂。膳食纖維還能帶走多餘的膽汁，而身體為了再製造膽汁，就需要消耗血中的膽固醇，所以也有助於降低膽固醇。

油菜比較特別的地方是，它有很好的抗氧化物質，包括維生素A、β胡蘿蔔素、維生素E及B群，這些營養素能幫助增強免疫力、保護細胞膜、抵抗病毒，讓油菜成了能防癌的蔬菜。

油菜中還含有胺基酸，其中以谷胺酸含量最高。谷胺酸能在身體內與血氨結合成谷氨醯胺，緩解代謝過程中產生的氨對人體造成的傷害，有助於腦組織代謝、使腦部機能活躍。

中醫則認為，油菜味辛，性溫，無毒，入肺、肝、脾經，有清除體內熱氣的效果，主治涼血散血、解毒消腫、熱毒瘡腫等。

◇其他功效

1. 增強抵抗力。
2. 補充鈣質。

柳橙的功效請參照第三十頁。

◇備註

1. 高血壓病患、腎臟病患最好不要吃荷蘭芹。
2. 體質偏虛寒、手腳容易冰冷的人、貧血、頭暈者、易浮腫或有腹水的患者，要少吃或避免吃油菜。

西瓜紅椒汁

◇材料

西瓜……二〇〇克　鳳梨……五〇克
紅甜椒……一／四個　檸檬……一／八顆

◇作法

1. 西瓜、鳳梨、檸檬去皮切小塊。
2. 紅甜椒洗淨切小塊。
3. 所有材料放入果汁機中打勻即可。

西瓜堪稱盛夏之王，味道甜美多汁，清爽解渴，中國有句民間俗諺即說：「夏日吃西瓜，藥物不用抓。」這就是說，暑夏最適宜吃西瓜，不但可以解暑熱、發汗多，還可以補充水分，所以有夏季瓜果之王的稱號。而且西瓜不含脂肪、膽固醇，含水量超過九十%，有利尿作用，能降低體內毒素累積，而且西瓜汁中幾乎包含了人體所需的養分，有大量葡萄糖、蘋果酸、果糖、蛋白胺基酸、番茄素，以及豐富的維生素C等物質，是盛夏中營養價值高的佳果。

西瓜果肉中含有瓜胺酸以及精胺酸等成分，能增加尿素的形成，有利尿作用。同時，美國的一些藥理學家也發現，西瓜中的瓜胺酸有著與威而鋼類似的藥理作用。因為瓜胺酸可以轉換為體內的精胺酸，有放鬆血管、促進血液流動的作用，效果與威而鋼相同。

西瓜有多重的抗癌效應，這是因為：

①瓜肉內含茄紅素、胡蘿蔔素、維生素A、維生素C，這些營養素的抗氧化力都很強，能抑制活性氧產生、細胞變異，並且修復受傷細胞、促使不正常細胞凋亡。

②生物鹼（枸杞鹼）可以抑制癌細胞繁殖以及腫瘤形成。

③配醣體可以促使體內天然殺手細胞T淋巴球以及去活化巨噬細胞產生抗體，

以抑制癌細胞成長。

④豐富的纖維能增進腸道活動量，促進排便通暢，有效預防大腸癌、直腸癌的形成。

除了番茄，西瓜也同樣有大量番茄紅素。番茄紅素是一種很強的抗氧化劑，能有助改善血管功能、減少膽固醇對血管健康的威脅、降低中風風險，也有利於免疫系統健康，減少感冒發病率。

西瓜味甘、寒，無毒，在許多書籍中都有記載西瓜頗具開胃、助消化、止乾渴、去暑、利尿、促進代謝、滋養身體的功效。在中藥古籍《本經逢源》中記載，西瓜能引心包之熱，從小腸、膀胱下瀉，能解太陽、陽明中喝及熱病大渴，故有天生「白虎湯」之稱。白虎湯是《傷寒雜病論》的方子，主要能清熱生津、解渴除煩。

孕婦在懷孕期間吃西瓜，可以補充體內消耗掉的營養。懷孕早期吃，可以生津止渴、除膩消煩，在止吐上頗有效果；懷孕晚期吃，可以利尿、排出鹽分，有利於消水腫，及降低血壓。

西瓜除了保健的功效，還含有多種有益美容的化學成分，例如豐富的β胡蘿蔔素有助防止皮膚老化的傷害，維生素C有助重建和保護膠原蛋白。膠原蛋白一流失，就容易使皮膚產生皺紋。

紅甜椒屬於甜椒的一種。甜椒有綠的、亮黃、淺橙與鮮紅的，顏色不同是與成熟度有關，不同顏色內含的植化素不同，營養價值也有差異，例如青椒可以排毒抗貧血、紅椒抗老化的效果較高等。但根據研究發現，紅色甜椒的營養價值是其中最高的。

青椒成熟後就會變成紅椒，其中的葉綠素會轉化成為辣椒紅素，所以紅椒才會成現赤紅色。辣椒紅素比胡蘿蔔素有更好的抗氧化效果，與另一成分松烯也都具有抑制癌症的功能。同時紅椒的維生素E也是青椒的五倍、維生素C則是兩倍，抗老效果比青椒更好。不過各色甜椒都能促進食慾，豐富的維生素C與β胡蘿蔔素等抗氧化物也是身體對抗自由基傷害的好幫手，能有效中和傷害細胞的自由基。

甜椒是少數富含茄紅素的食物，茄紅素可對抗攝護腺癌、子宮頸癌、膀胱癌和胰臟癌。豐富的纖維也可以降低結腸細胞與致癌毒素的接觸，而且大量的維生素C、β胡蘿蔔素（這兩者以紅椒含量最高）、葉酸也可以抑制致癌物質，使變異細胞良化。根據日本的研究指出，在十八種蔬果的抗癌性排列中，甜椒位居第九名，在防癌食物序列中，防癌率為五五・五%。

紅甜椒的總酚類含量顯著高於綠色甜椒、β胡蘿蔔素則高於黃、橙色甜椒，槲皮素也高於綠、黃色甜椒，木犀草素更是明顯高於其他三者。

甜椒熱量很低，而且是很好的維生素C、β胡蘿蔔素來源，這兩個營養素結合後會形成一大保護網，對抗白內障，而紅甜椒的豐富葉黃素、玉米黃素更能防止因年齡增長所出現、導致失明的班點退化。

甜椒之所以有美肌的功效，不只是因為其中維生素C有抗斑美白、促進膠原蛋白生長的效果，同時，甜椒中的維生素P還可以使維生素C更為安定好吸收；維生素A、E能防止氧化、抗老；維生素D則能促進血液循環和體內的新陳代謝。

鳳梨近來成為熱門的護眼食物，有研究指出，吃鳳梨可以改善飛蚊症。同時在臨床研究中也證實，鳳梨蛋白質消化酶的提取物——鳳梨蛋白酶（又稱鳳梨酵素）是一種很好的抗腫瘤藥劑，有助於抑制癌症的發生。因為鳳梨酵素可以通過影響細胞的生長和存活途徑，抑制癌細胞增值並加速其死亡，同時還能干擾癌細胞的轉移。

鳳梨蛋白酶為鳳梨所獨有，其中有多種物質，包括過氧化物酶、酸性磷酸酶、鈣和蛋白酶抑制劑等，不過主要的活性成分還是果鳳梨蛋白酶和莖鳳梨蛋白酶。空腹食用時，鳳梨蛋白酶會進入血液，在全身發揮作用，若和其他食物一起吃，可以幫助人體消化蛋白質，進而減輕消化系統的負擔。鳳梨酵素不僅有助消化、能抗癌，也可以減少大多數炎症介質，在多種病症中，都能用作抗炎劑而起到關鍵作用。

鳳梨除了是美味的水果，也可以入藥、保健。例如其含有消化酵素，可以幫助消化；水溶性纖維果膠可以增加腸內有益菌活動及排便順暢，減少致癌物質和腸壁的接觸時間，有助保健腸道。

中醫認為，鳳梨性平，味甘酸，入脾、胃經，有清熱解暑、生津止渴、利小便的功效，可用於傷暑、身熱煩渴、腹中痞悶、消化不良、小便不利、頭昏眼花等症。

鳳梨之所以有助消化，是因其中的鳳梨酵素可以幫助分解蛋白質食物，包括豆類、魚類、肉類、蛋等，所以飯後適量食用可以促進人體消化、吸收，從而減輕消化系統的負擔，有利減少進食後出現腹脹、消化不良等症狀。不過若是經常有胃發炎或是胃潰瘍病史的人，則不建議空腹吃鳳梨，以免過度刺激，造成不適。

檸檬的功效請參照第二十八頁。

◇其他功效

1.促進血液循環。

2.活化代謝，燃燒脂肪。

◇備註

1.糖尿病患者、感冒初期患者、口腔潰瘍患者、產婦不宜吃西瓜；脾胃虛寒、有慢性腸炎、胃炎、十二指腸潰瘍等體質屬於虛冷的人，不宜多吃西瓜；腎功能不全者要少吃或者避免吃西瓜。

2.西瓜水分較多，若吃太多，會沖淡胃裡的胃酸，引致胃炎、消化不良、腹瀉，一天最好不要吃超過二五〇克。

3.對茄科食物過敏，或是有關節炎、類風溼性關節炎的患者不宜多吃甜椒；腎臟不好、飲食限鉀的人則不宜食用甜椒。

4.有急性胃潰瘍、糖尿病患者或是對鳳梨酵素過敏者要少吃點鳳梨；正在服用抗凝血藥物或有凝血功能障礙的人，要謹慎食用鳳梨。

Chapter 4

和惱人的青春痘、粉刺說再見

不只青少年有青春痘的問題，許多人到了三、四十歲仍會長痘痘。青春痘不僅會影響外觀，還可能影響一個人的心理狀態，讓人感覺焦慮、沮喪，有時，因擠痘痘而留下的傷口、痘疤，也很難讓人釋懷。

青春痘的正式名稱為「痤瘡」，是一種慢性的皮膚疾病，因毛囊以及皮脂腺阻塞所引起，嚴重的話會有發炎反應，在皮膚上呈紅色顆粒狀的疹子，而且有可能在之後留下疤痕。

青春痘可以分成粉刺（又有白頭粉刺、黑頭粉刺兩種）、丘疹、膿皰、結節四種，其中結節是最嚴重的類型，除了會紅腫、化膿、發炎，也最容易留下疤痕。

具體來說，會長青春痘的原因有三者：

（一）皮膚的角化異常。在皮膚表皮的最外層有角質，那是由死亡的細胞所組成，能減少皮膚水分散失。正常情況下，這些細胞經過一段時間後會脫落，由底下的細胞形成新的角質，這樣的過程就叫做皮膚角化。若是這過程異常，毛孔周圍的角質將不易脫落，而老化的角質就有可能阻塞毛孔，影響皮脂排出，也容易使細菌在毛囊內孳生。

（二）皮脂分泌過度。若皮脂分泌較多，毛孔又被角質阻塞，就無法順利將皮脂排出體外而累積在毛囊與皮脂腺，導致發炎。

（三）細菌孳生。皮膚上生長有一種細菌叫痤瘡丙酸桿菌，若是缺氧，就會大量孳生。毛孔一旦被角質堵塞，缺氧的毛囊會成為這種細菌的生長環境，造成皮膚感染，使皮膚發炎。

想要抗痘，可以從內外兩方面著手。就外在而言，必須做好清潔、控油與保濕，同時減少暴露於空氣汙染的環境中。至於從內裡就是從生活習慣著手，例如不要熬夜、留意飲食等。

在飲食方面，除了要注意少吃油炸食物、高升糖指數食物、燒烤、肥肉、甜食與辛辣的食物等，還要多吃些升糖指數低的蔬果，以降低青春痘的發生率。

以下就介紹幾款有助抗痘保養的健康蔬果汁、茶飲。

草莓哈密瓜菠菜汁

◇材料

草莓……四顆　哈密瓜……兩片

菠菜……一顆　開水……二〇〇毫升

◇作法

1. 洗淨草莓後去蒂。
2. 洗淨菠菜，切小段。
3. 哈密瓜去皮切小塊。
4. 所有材料放入果汁機中打勻即可。

草莓的功效請參照第四十四頁。

菠菜的功效請參照第七十六頁。

哈密瓜有瓜中之王的美稱，含糖量有一五％左右，膳食纖維是瓜類中最高，有預防便祕、降低膽固醇的作用。而且哈密瓜雖然甜，但熱量在水果類中並不算太高。

哈密瓜也和其他深黃色水果一樣，都有豐富的抗氧化物質，例如β胡蘿蔔素、維生素C等。β胡蘿蔔素有治療光過敏性疾病以及皮膚癌的效果，而維生素C則能增強細胞抗防曬的能力，預防黑斑、減少皮膚黑色素的形成，幫助皮膚美白、防止老化。

哈密瓜中的鉀含量也很高。鉀可以幫助保持正常的心律、血壓，有效預防冠心病，而且也能防止肌肉痙攣，讓損傷的身體儘速恢復。

哈密瓜不但好吃，而且營養豐富，藥用價值高，《本草綱目》中說哈密瓜有「止渴、除煩熱、利小便、通三焦團壅塞氣*、治口鼻瘡」的功效。

中醫認為，甜瓜類的果品性質偏寒，具有利小便、生津止渴、除熱解燥、防暑

*註：「焦」泛指包在各臟腑外的一層外膜，油脂體所構成，功能之一在於保護各大臟腑。

氣的功效，可以治療發燒、中暑、口渴、尿道感染等症狀，適宜腎病、胃病、咳嗽痰喘、貧血和便祕的患者。

◇其他功效

清熱去火。

◇備註

哈密瓜性涼，不宜吃太多，尤其是糖尿病患者。

木瓜黃瓜檸檬汁

◇材料

木瓜……四〇〇克
小黃瓜……兩條
檸檬……一顆

◇**作法**

1. 木瓜去皮去籽切小塊。
2. 小黃瓜洗淨後切小段。
3. 檸檬去皮切小塊。
4. 所有材料放入果汁機中打勻即可。

木瓜的功效請參照第五十三頁。

小黃瓜的功效請參照第九十頁。

檸檬的功效請參照第二十八頁。

◇**其他功效**

水潤肌膚。

◇**備註**

本品不宜飲用過多，以免產生腹瀉、脹氣。

蘆薈芒果優酪乳

◇**材料**

芒果……一顆　優酪乳……一小瓶

蘆薈……一片　蜂蜜……少許

◇**作法**

1. 芒果去皮切小塊。
2. 蘆薈撕去表皮，取透明果肉。
3. 所有材料放入果汁機中打勻即可。

芒果素有「熱帶果王」之稱，富含維生素A、C、D、醣類、膳食纖維、葉酸、鈣、磷、鐵、鉀、鎂等微量元素，還有多酚與礦物質，能避免體內自由基過多，傷害細胞，造成身體老化，適量食用能補充許多抗氧化的營養素，延緩老化。

芒果含有果糖、葡萄糖這類吸收快速的單醣類，所以是很好恢復體力的食物。芒果中的維生素A可以幫助用眼過度的人補充眼睛的營養，也是天然的美容好幫手，既能水嫩肌膚、防止老化，還能調節表皮及角質層新陳代謝，保持肌膚良好彈性，更重要的是，維生素A加上芒果中的胡蘿蔔素可以使癌化的細胞加速凋亡，有預防癌症，使細胞良性分化的功效；膳食纖維能促進腸胃蠕動，潤腸通便，改善便祕，使致癌物質不易留在人體中；鉀有利維持人體的鈉鉀離子平衡、加速身體代謝，還有助降血壓。

根據美國研究，芒果中所含的多酚類物質可以降低罹患乳癌、大腸癌、肺癌、血癌和前列腺癌的風險，尤以對乳癌和大腸癌的影響最明顯。

此外，芒果汁能增加腸胃蠕動，幫助排便，對防治便祕、結腸癌都有助益。

中醫裡，芒果又稱「望果」，李時珍認為其為果中珍品，性平味甘，有生津解渴、養腎健脾胃、止暈眩的功效，甚至可以治胃熱煩渴、嘔吐不適等，對於眩暈症、高血壓、膽固醇等也有療效。

蘆薈的功效請參照第一〇三頁。

優酪乳的功效請參照第十三頁。

蜂蜜的功效請參照第二十頁。

◇其他功效

1. 活化細胞、促進代謝、排毒。
2. 幫助排便，防治便祕。

◇備註

1. 罹患腎臟疾病的患者應酌量食用芒果。
2. 氣喘、糖尿病患者、過敏體質者，以及身體皮膚有傷口、發癢發疹、口角發炎、口內生瘡等上火者要少吃芒果。
3. 芒果若吃得太多，可能會引起消化不良、脹氣，甚至短期內會有皮膚發黃現象。

胡蘿蔔芹菜洋蔥汁

◇材料

胡蘿蔔……一條
芹菜……一五〇克
洋蔥……一個

◇作法

1. 胡蘿蔔洗乾淨後去皮切小塊。
2. 芹菜洗淨切小段。
3. 洋蔥去皮切小塊。
4. 所有材料放入果汁機中打勻即可。

胡蘿蔔的功效請參照第七十八頁。

芹菜的功效請參照第三十四頁。

洋蔥被稱為萬靈丹，還有「蔬菜界皇后」的封號，因其含有豐富的硫代亞硫酸鹽（除可降低糖尿病症狀，也可防護心血管疾病）及槲黃素（有抗氧化、抗過敏、抗發炎的功效），所以從糖尿病、女性不孕症、呼吸道疾病到腸胃道疾病都可以用洋蔥來治療，甚至還有抗癌的功效。

洋蔥在很久以前就被用來治療糖尿病，到現在則已經證實，洋蔥裡有一種抗糖尿病的化合物，類似常用的口服降血糖劑甲磺丁胺，有刺激胰島素合成以及釋放的作用，而且不論生食熟食，都同樣有效。

洋蔥中的槲皮素和硒元素可以幫助預防和控制某些癌症。硒是一種抗氧化劑，能刺激人體免疫反應，抑制癌細胞分裂、生長。槲皮素也是一種強力的抗氧化物質，能夠抑制自由基所造成的老化，也能抑制癌細胞活性，阻止癌細胞生長。至於蒜素則有破壞胃癌細胞的作用。

根據英國研究報告指出，洋蔥是最能防止骨質流失的一種蔬菜，效果甚至比某些治療骨質疏鬆症的藥還好，而且在短時間內就會出現成效。這是因為洋蔥所含的槲皮素有類似雌激素的作用，維生素K則可以促進骨骼健康，能有效預防骨質疏鬆。

洋蔥中的穀胱甘肽（Glutathione）不僅能改善肌膚問題，抑制黑色素生成，對濕疹、皮膚炎、蕁麻疹及肝斑都很有效，穀胱甘肽還有促進角膜膠原蛋白合成，維持水晶體透明性，有改善眼睛疲勞、眼睛模糊的效果。

洋蔥裡含有豐富的膳食纖維，可以強化腸胃道功能，刺激腸道運動，有利排出體內脂肪，並且幫助體內新陳代謝，排出廢物與毒素，除能改善便祕，也有助減肥。

食用洋蔥還能加強免疫系統，因為槲皮素是抗發炎的好幫手，可以阻止病毒複製成病毒大軍，減弱感冒病毒引起的嚴重發炎症狀，同時，洋蔥裡的維生素B群和硒，也可以活化T細胞與B細胞，維護免疫機能。

中醫說，洋蔥性溫，味辛，走肺、脾胃與肝經，對肝臟代謝有不錯的功效，有助殺蟲除溼、溫中散寒、行氣消食、提神健體、利尿祛痰、降血壓血脂等，適用於高血壓、高血脂、糖尿病、食慾不振、傷風感冒、宿食不消等，而且有一定的抗癌作用。

◇備註

1. 腸胃功能弱者，避免吃生洋蔥。
2. 陰虛火旺的人不宜多吃洋蔥。

蘋果蘿蔔高麗菜汁

◇材料

胡蘿蔔……四〇〇克　高麗菜……二〇〇克
蘋果……四〇〇克　蜂蜜……適量

◇作法

1. 胡蘿蔔、蘋果洗乾淨後切小塊。
2. 高麗菜洗淨後撕小片。
3. 所有材料放入果汁機中打勻即可。

胡蘿蔔的功效請參照第七十八頁。

蘋果的功效請參照第四十九頁。

高麗菜的功效請參照第一〇一頁。

蜂蜜的功效請參照第二十頁。

草莓檸檬汁

◇材料

草莓……一〇〇克
檸檬……半顆
優酪乳……一二〇毫升
方糖……一小茶匙

◇**作法**

1. 草莓洗淨去蒂。
2. 檸檬去皮切小塊。
3. 所有材料放入果汁機中打勻即可。

草莓的功效請參照第四十四頁。

優酪乳的功效請參照第十三頁。

檸檬的功效請參照第二十八頁。

生薑蜂蜜水

◇**材料**

生薑片……五片

蜂蜜……適量
水……二〇〇～三〇〇毫升

◇作法

1. 將薑片放入水中泡五～十分鐘。
2. 加入蜂蜜攪勻。

薑的性溫，味辛，歸肺、脾、胃經，有發汗解表、溫中止嘔、溫肺止咳的功效。生薑的發汗力很強，所以《本草綱目》中說，薑能「生用發散，熟用和中。」《本草拾遺》則說薑：「汁解毒藥，破血調中，去冷陳痰，開胃。」可用於感冒風寒表實症，能溫肺散寒止咳嗽，也可以用來預防感冒。

生薑作為藥用已經有幾千年的歷史，可是之前的醫學家一直混淆生薑、乾薑，都統稱為乾薑，直到《神農本草經》才釐清。

唐朝的中醫學家將生薑列為「中品藥」，李時珍則曾經讚頌過生薑是「辛而不葷，去邪辟惡，生啖熟食，醋、醬、料、鹽，蜜煎調和，無不宜之。可蔬可和，可果可藥，其利博矣。」

俗話說：「冬吃蘿蔔夏吃薑，不用醫生開藥方」，這指的是夏天可以吃薑養生。因為夏天天氣熱，除了人體大量流汗會耗氣傷陰，另一方面，人體的毛孔大張時外邪很容易入侵，尤其天熱時，人們常會吹冷氣、喝冷飲，極易導致「胃中虛冷」，此時若能多吃點薑，就可以像是三伏貼的治療，強化免疫機能，達到冬病夏治的效用。而且病菌容易在炎熱的夏天繁殖，一個不小心就會病從口入，而薑有消毒、殺菌的效果，適度食用可以緩解飲食不潔導致的腹瀉和嘔吐。但要注意的是，夏天吃薑不宜過量。

蜂蜜的功效請參照第二十頁。

◇備註

長期食用生薑會傷害眼睛，故要避免。

番茄鳳梨汁

◇**材料**

小番茄……二二〇克　檸檬汁……三〇毫升

鳳梨……六〇克　水……一〇〇～一五〇毫升

◇**作法**

1. 小番茄洗乾淨去蒂。
2. 鳳梨去皮切小塊。
3. 所有材料放入果汁機中打勻即可。

番茄的功效請參照第一〇七頁。

鳳梨的功效請參照第一五九頁。

檸檬的功效請參照第二十八頁。

番茄葡萄汁

◇**材料**

紫葡萄……一〇〇克

番茄……一〇〇克

◇**作法**

1. 葡萄洗淨備用。
2. 番茄洗淨後切小塊。
3. 所有材料放入果汁機中打勻即可。

番茄的功效請參照第一〇七頁。

葡萄的功效請參照第一一七頁。

黃瓜香蕉汁

◇材料

小黃瓜……一根　牛奶……適量
香蕉……一根　蜂蜜……適量

◇作法

1. 小黃瓜洗淨切小塊。
2. 香蕉剝皮切小塊。
3. 所有材料放入果汁機中打勻即可。

小黃瓜的功效請參照第九十頁。

香蕉的功效請參照第一三四頁。

牛奶的功效請參照第十九頁。

蜂蜜的功效請參照第二十頁。

◇其他功效

1. 生津止渴。
2. 促進血液循環。
3. 清熱解毒。

水梨芹菜汁

◇材料

水梨……一五〇克　番茄……一〇〇克

芹菜……一〇〇克　檸檬……五〇克

◇作法

1. 水梨、檸檬洗淨去皮，切小塊。
2. 芹菜洗淨切小段。
3. 番茄洗淨切小塊。
4. 所有材料放入果汁機中打勻即可。

水梨的含水量高，膳食纖維也很豐富，稱得上是高纖水果，其中的石細胞木質素，能適當地刺激腸胃，促進通便，是最好的腸胃「清潔工」，有助預防大腸癌；至於維生素C雖無法與柑橘類相比，仍比蘋果略高一點；在礦物質方面，水梨含有不少鉀，可以說是高鉀水果，能幫助人體細胞與組織正常運作，調節血壓，其他像是鎂、磷、鈣、鐵等也都有一定的含量。此外，水梨中的山梨糖醇則是水果當中含量最高的，而山梨糖醇有軟化糞便的效果，配合充足的水分，能幫助腸胃蠕動，促進排便並改善便祕。

水梨含有大量水分，能讓角質保持水分，有保濕效果，可以給予肌膚潤澤，對美白、保濕來說都是不可或缺的要素，很適合用來養顏美容。大量的水分，再加上維生素也可以清除宿便、防脫水。

水梨性涼，味甘而微酸，古中醫書中記載，梨能養陰生津、滋潤肺胃、清熱化痰，可用於咳嗽少痰、咽乾口燥，以及聲音嘶啞，也能保肝、助消化。在《本草綱目》中記載，水梨藥用能治風熱、潤肺、涼新、消痰、降火、解毒。《溫病條辨》一書中則提到，梨子、荸薺、麥門冬、蘆根及蓮藕搗爛後取汁服用，可以清熱生津、除煩止渴。此外，像是冰糖燉梨、梨子加川貝母、杏仁粉或百合一同燉後服用則可以止咳。不過燉梨只適用於肺熱型的咳嗽，也就是乾咳、鼻涕與痰都成黃稠狀，若痰的顏色多是白色的濕咳就不適宜吃燉梨。

芹菜的功效請參照第三十四頁。

番茄的功效請參照第一〇七頁。

檸檬的功效請參照第二十八頁。

◇其他功效

清熱去火。

◇備註

1. 限制鉀攝取量的腎臟患者、糖尿病患在吃水梨時要節制分量。
2. 濕咳型咳嗽、脾胃虛寒，以及經常稀便的人，最好不要吃水梨。
3. 水梨不宜與螃蟹一起吃，兩者性質皆寒涼，容易引起腹瀉。

銀花蜜茶

◇材料

黃耆……四克　甘草……四克

金銀花……十二克　水……一〇〇〇毫升

◇**作法**

將所有材料放入鍋中煮滾。煮滾後再煮五分鐘即可。

黃耆被譽為補氣第一味藥，是藥膳廣泛且常用的中藥之一，雖滋補但不滋膩。根據《本草綱目拾遺》的記載，黃耆味甘，性微溫，歸脾、肺經，能幫助預防感冒、調節排汗系統、消除身體浮腫等。

中醫說，「脾胃為生化之源」，黃耆歸脾肺經，能有效補「脾氣」「肺氣」。中醫所說的「脾氣」與脾胃消化吸收功能相關，而「肺氣」則與口腔、鼻腔呼吸道黏膜、皮膚等部位相關。

黃耆補「肺氣」，連帶能增強身體表層的「衛氣」，能提升呼吸道黏膜、皮膚的防禦力，不僅能保護皮膚不受外邪侵入，還能調節排汗功能。

依據現代研究分析，黃耆的主要成分有蔗糖、葡萄糖醛酸、粘液質、胺基酸、苦味素、膽鹼、甜菜鹼、葉酸等，所以從醫理上來說，黃耆有加強心臟收縮、擴張血管的作用，能降低高血壓，治療糖尿病、高血脂症、冠狀動脈硬化以及心肌梗塞等症，也能保護肝臟，對多種細菌有抗菌的作用。

金銀花是忍冬科的一種植物，常作為藥材或食材使用，有清熱解毒、通經活絡、抗病毒等功效，有百分之七十以上的感冒、消炎的成藥裡都含有金銀花，所以金銀花又有「中藥抗生素」「綠色抗菌素」之稱。

金銀花的味甘，性寒，歸肺、心、胃經，有清熱解毒、疏散風熱的效用，自古就被譽為清熱解毒的良藥。《滇南本草》中說其能「清熱，解諸瘡，癰疽發背，丹流瘰癧。」《本草備要》說其能「養血止渴，治疥癬。」

就現代醫學來說，金銀花含有綠原酸的生物活性，能促進人體新陳代謝、調節人體功能、提高免疫力。

甘草有「國老」「眾藥之王」的美譽，能調和藥性，提升療效，並減少對腸胃的刺激，約有六成的中藥方劑都少不了它，《神農本草經》將之列為上品。《本草正》說甘草是「得中和之性，有調補之功，故毒藥得之解其毒，剛藥得之和其性，表藥得之助其外，下藥得之緩其速。隨氣藥入氣，隨血藥入血，無往不可，故稱國老。」

甘草是一種傳統的中藥材，用途廣泛，其性平，味甘，歸心、肺、脾、胃經，有補心脾、益氣虛、清熱解毒、祛痰止咳、緩急止痛、調和百藥的功效，多用來治療咽痛、口腔黏膜潰瘍、咳嗽、心悸等症狀。甘草甚至有抗癌的藥理作用，在美國國家癌症研究中心所推動的「防癌特製食品計畫」中，就將甘草列為一級抗癌食材，抗癌能力僅次於頂級食材大蒜。

甘草的好處雖多，但藥理學也發現，甘草會與特定西藥產生不良反應，若有同時服用中、西藥的人要特別謹慎留意。

◇其他功效

1. 清熱消暑。
2. 防癌殺菌。

◇備註

1. 手足冰冷，體弱身倦者忌服本品。
2. 月經期間不宜飲用本品，脾胃虛寒者也需謹慎使用。

銀花甘草黑豆茶

◇**材料**

金銀花……十二克
甘草……四克
炒黑豆……十二克

◇**作法**

所有材料放入杯中，以七〇〇毫升滾水沖泡後即可飲用。

金銀花的功效請參照第一八九頁。

甘草的功效請參照第一八九頁。

黑豆性甘平，補腎氣、滋陰、健脾去濕、清熱解毒、利水，營養價值高，從豆皮到豆仁皆有價值，既可作為食材用，也能入藥當作藥材，有助代謝血脂、保養卵巢（因含有大量的維生素E）。《本草綱目》裡記載「黑豆入腎功多，故能治水、消脹、下氣、制風熱而活血解毒。」還有「補腎養血、清熱解毒、活血化瘀、烏髮明目、延年益壽」的功效。《本草綱目拾遺》則說吃黑豆「能益精補髓，壯力潤肌，髮白後黑，久則轉老為少，終其身無病」。簡單來說，黑豆的藥用價值就是「活血解毒」「常食可百病不生」，可說是一養生的聖品。

中醫認為，黑色入腎，黑豆的形狀又跟腎臟相似，自古便被認為有益於腎臟。因黑豆能補腎，所以有助腎臟維持功能，讓尿液排泄正常，消除水腫。從營養學的角度來看，這是因為黑豆富含礦物質鉀，鉀離子進入人體後，會排擠掉愛抓取水分的鈉離子，讓水分不會滯留體內，有助排除體內多餘水分。而且現代人飲食多重口味，鈉含量高，攝取含鉀量高的食物就能幫助消除水腫。

另外中醫也認為黑豆水能改善筋骨酸痛。因為中醫裡腎主骨髓，補腎有助於保養脊椎、骨骼，筋骨不好的人可以喝黑豆水改善。但這也是因為黑豆中富含鈣、鎂，這兩種礦物質都可強化骨骼健康，預防骨質疏鬆。

此外，從現代營養學來看，黑豆富含了抗氧化成分，包括有維生素E、花青素、異黃酮，這些成分有助清除體內自由基，不僅可以防止骨質疏鬆症、防癌、抗氧化，也有增強活力、養顏美容的效果。其中的維生素E含多量泛酸，對烏髮也有幫助。

黑豆中含有五%的粗纖維以及寡糖，這兩種成分能促進腸道蠕動，順利排除體內脹氣與毒素，可改善便祕，從而改善腸內菌叢環境，有整腸的效用。

黑豆與黃豆雖同屬大豆家族，也有些共同的好處，但黑豆又比黃豆多了一些特殊的營養成分，例如維生素A含量是黃豆二十倍之多、β胡蘿蔔素是黃豆的四十八倍、維生素B群成分也比黃豆高，尤其葉酸含量更是豐富；粗纖維也超過黃豆許多；另外黑豆還含有花青素。

黑豆外皮之所以呈現深黑色，就因為其表皮富含了花青素。花青素屬於一種多酚，抗氧化功力一流，因此被認為有助養顏美容，還能輔助避免血中形成壞膽固醇。

綠豆薏苡仁湯

◇材料

綠豆……二十五克　山楂……一〇克
薏苡仁……二十五克　清水……五〇〇毫升

◇作法

1. 洗淨綠豆、薏苡仁、山楂。
2. 所有材料放鍋中泡三十分鐘後煮開，煮開後不要揭蓋，燜十五分鐘即可當茶喝。

綠豆含有多種營養素，有較高的營養與保健價值，被譽為「濟世糧穀」。中醫認為，綠豆味甘性涼，歸心、胃經，有清熱去火、利尿消腫、潤喉止渴、明目降壓、潤腸通便、清膽養胃的效用，適用於暑熱煩渴、小便不利、水腫、食物及藥物中毒等。

綠豆不僅是食品，也是一味中藥，雖很少被開成藥方，但確實有不錯的療效，包括綠豆皮、綠豆莢、綠豆花以及綠豆芽都有食療的作用。例如《本草綱目》中就有將綠豆皮收作中藥材，而清代食療學著作《隨息居飲食譜》中則記載綠豆皮可以「清風熱，去目翳，化斑疹，消腫脹」，增加了綠豆皮治療皮膚病、消化系統疾病等功效。而且綠豆皮中富含維生素Ｅ、胡蘿蔔素、黃酮類和多酚類物質等抗氧化成分，抗氧化作用較強；綠豆莢則可治療長期血痢。《本草綱目》中就記載綠豆可以：「消腫下氣，清熱解毒，止渴，調和五臟，安精神，補元氣，潤皮膚；綠豆粉解諸熱，解毒藥，治瘡腫，療燙傷。」

綠豆的解毒效用主要適用於食物及藥物中毒，這是因為綠豆富含蛋白質、膳食纖維、硒、多酚等解毒成分，能清除體內多種毒物。綠豆蛋白質可以保護腸胃黏膜，防止腸胃吸收毒物。此外，綠豆蛋白質、多酚、硒等還能與有機磷農藥、汞、砷、鉛等金屬毒物結合成複合物，除能防止腸胃道的吸收，也能促進其排泄，所以綠豆有很強的解毒作用。

經現代研究發現，綠豆所含的植物甾醇與膽固醇的結構相似，可以與膽固醇競爭脂化酶，使膽固醇不能酯化，減少腸道對其吸收，同時因綠豆蛋白質高、脂肪低，熱量不高但富含膳食纖維，因此有降膽固醇以及血脂的功效，還有助於促進腸胃蠕動及排便。

薏苡仁屬於藥食兩用的食品，自古以來就會入藥使用，例如在《本草綱目》《本

草新編》《藥品化義》等中都有相關記載，《神農本草經》則將之列為上品，有「世界禾本科植物之王」的美稱

中醫認為，薏苡仁味甘淡，微寒，歸脾、胃、肺經，有利水滲濕、健脾除痹，清熱排膿的功效。《本草綱目》中說：「薏苡仁，陽明藥也，能健脾益胃。虛則補其母，故肺痿、肺癰用之。筋骨之病，以治陽明為本，故拘攣筋急、風痹者用之。土能勝水除濕，故泄瀉、水腫用之。」《本草經疏》則說食用薏苡仁的功效有：「性燥能除濕，味甘能入脾補脾，兼淡能滲濕，故主筋急拘攣不可屈伸及風濕痺，除筋骨邪氣不仁，利腸胃，消水腫令人能食。」可見，薏苡仁能促進體內水分新陳代謝，利水、利尿、排除體內多餘水分，消水腫、去除溼氣的效果顯著。

就現代藥理營養學來看，薏苡仁比其他穀物含有更多蛋白質與脂質，另外還有維生素B_1、B_2，常吃能分解酵素，軟化皮膚角質，使皮膚更光滑，有助減少皺紋、消除粉刺與去斑。

薏苡仁的養顏美白功能能如此有成效，除了上述的營養成分，還因為有維生素E。維生素E能抗氧化，於抑制有毒的脂類過氧化物、穩定不飽和脂肪酸、維護細胞膜完整、抗老方面都有十分重要的作用。

經藥物學研究發現，薏苡仁所含多種成分都有抗菌消炎的作用，例如對金黃色葡萄球菌、鏈球菌、大腸桿菌、綠膿桿菌等多種細菌都有較強的抗菌作用。尤其薏苡仁中有效成分之一的薏苡素，除了有陣痛抗炎的作用，還能緩解癌性疼痛、抑制炎症反應。

薏苡仁中有多糖的成分，多糖會通過抑制肌糖原酵解、肝糖原分解，進而降低人體血糖。

山楂除了可以製成食品，對身體也有很多益處，可以開胃、降血脂、降血壓、調節月經不調等。在調節月經不適上，山楂有活血化瘀的作用，所以很適用於血瘀型痛經的患者。同時，也因為山楂活血化瘀的功效很好，所以出現局部瘀血時，可以多吃一些山楂以緩解症狀。

山楂的味酸甘，微溫，入脾、胃、肝經，能消食健胃、行氣散淤，改善心腹刺痛、疝氣疼痛以及高血脂症。《日用本草》記載，食用山楂可以「化食積，行結氣，健胃寬膈，消血痞氣塊」，《本草綱目》則說山楂的效用有「化飲食，消肉積，癥瘕，痰飲痞滿吞酸，滯血痛脹」。

山楂主要的藥物成分是大分子單寧，可用於擴張冠狀血管、恢復心肌壁、降低血壓和血膽固醇、減少脂肪、增加細胞內維生素C的含量，山楂中的總黃酮也有擴張血管和持久降壓的作用，所以有益於貧血、心血管疾病、高血膽固醇等疾病。

山楂中的黃酮類與維生素C、胡蘿蔔素等物質能阻斷並減少自由基的生成，增加人體免疫力，有防衰老、抗癌的作用。而且近年研究發現，山楂中含有一種叫做牡荊素的化合物，這種化合物也有抗癌的作用，不僅能阻斷亞硝胺（可誘發或加重消化道癌）的合成，還能抑制黃麴黴素（aflatoxin）的致癌作用，對消化道癌症尤有作用。同時，山楂熊果酸能顯著提高外周血中的白血球數，增強腹腔巨噬細胞的吞噬功能，促進脾臟內的淋巴細胞增值，提升免疫調節的功能。

◇其他功效

清熱利濕。

◇備註

1. 孕婦、女性生理期時需慎用本品。

2. 脾胃虛弱、體質虛冷、頻尿的人、正在服用溫補或各類藥物的人不宜食用本品。

薄荷薰衣草茶

◇材料

薄荷……五克
薰衣草……二〇克
金銀花……二〇克

◇作法

所有材料放入鍋中，加適量水燉煮即可。

薄荷是一種有經濟價值的芳香作物，也是發汗解熱的藥，它味辛，性涼，入肺、肝經，有疏散風熱、清利咽喉、健胃消脹、鎮定安神、消除疲勞等功效。《本草綱目》說薄荷的效用是：「辛能發散，涼能清利，專於消風散熱。故頭痛、頭風、眼目、咽喉、口齒諸病、小兒驚熱、及瘰鬁、瘡疥為要藥。」

薄荷分為薄荷葉與薄荷腦，一般泡茶是用薄荷葉，可以消除感冒症狀。中醫裡將感冒分為風寒與風熱兩型，風熱初期的就可以使用薄荷葉，以緩解咳嗽、鼻塞、打噴嚏。日常餐後喝杯薄荷茶也可以幫助消化、去除體內多餘油脂，另外對牙齒痛、中暑、胃口不佳、脹氣等也都有幫助。

薄荷腦則是從薄荷油中提煉出來，有醫療功能，可用在皮膚病的止痛、止癢、消炎上，也能輔助治療感冒，同時還有健胃、驅風的效用。

薰衣草的性涼，味辛，功效有清熱解毒、散風止癢，自古就廣泛用於醫療上，不僅莖、葉能入藥，花也有一定的藥用價值，被稱為「百草之王」。《新藥本草》一書中提到，薰衣草的功用有：「通氣效力，內服可用油或其酒精溶液滴於糖上，以治療胃脹及絞痛。」同時，薰衣草對迴腸和子宮平滑肌也有解痙的作用，所以對緩解甚至消除痛經頗為有效。

薰衣草是全球最受歡迎的香草之一，經濟價值和觀賞價值都很高，有「寧靜的香水植物」「香草之后」的美譽，可以作為調料，加入各式食物、飲品中，不僅能增添芳香，還能健胃。

薰衣草也可以直接泡成茶喝，能夠淨化心緒、抒解壓力、鬆弛神經、消除腸胃脹氣、改善腹瀉頭暈、排出體內毒素等。

即使不食用薰衣草，只是用嗅聞的，薰衣草香濃的味道也能安定神經、止痛鎮定，有緩和失眠頭痛和心神不寧的作用。薰衣草是公認最具有鎮靜、舒緩、催眠作用的植物，所以在國外有些醫院會使用薰衣草的提取劑來治療神經衰弱和失眠。

金銀花的功效請參照第一八九頁。

◇其他功效

1.緩解焦慮、緊張情緒。
2.改善牙齦腫痛。

◇備註

薄荷屬性偏涼，體質偏涼者不適合食用。

木耳檸檬汁

◇材料

銀耳……兩朵　蜂蜜……適量
茯苓……一〇克　檸檬……適量
薏苡仁……二〇克

◇作法

1. 銀耳洗淨、泡軟。
2. 將銀耳、茯苓、薏苡仁加水一起放入電鍋煮熟後放涼。
3. 所有材料放入果汁機中打勻即可。

銀耳的功效請參照第六十七頁。

茯苓的味甘淡，性平，歸心、脾、肺、腎經，有利水滲濕，健脾安神、改善記憶力、幫助鎮靜的功效。一般脾虛、體質偏濕的人容易水腫脹滿、消化不良、心悸暈眩、失眠多夢、恍惚健忘，茯苓對此有很好的治療效果。總結來說，茯苓共有四大養生功效：健脾、利水、美容與增強免疫力。此外，由於茯苓可利水，有利尿作用，所以有利於健腎。

茯苓屬於溫和平補的藥材，在臨床上經常會用來和各種方劑搭配，像是四君子湯、歸脾湯、五苓散等就都含有茯苓，因用途廣泛，能與不同藥物為伍，四季可用，對風、濕、寒、溫各種邪氣都能發揮功效，所以茯苓被譽為「四時神藥」，《神農本草經》則將之列為上品，稱其「久服安魂養神，不飢延年」。《本草衍義》也說：「此物行水之功多，益心脾不可闕也。」

就現代藥理、營養學來看，茯苓含有茯苓多醣體和不溶性膳食纖維，可以促進胃排空，減少對碳水化合物與脂肪的吸收，降低空腹血糖濃度，減少胰島素需要量，控制餐後血糖代謝，有助控制血糖。

人體極易吸收茯苓多醣，所以還可以用來增強體質，提升免疫力，增加食慾，適合久病、體弱的人食用。一般進行癌症放療、化療的病人若食用茯苓，也能減輕不良反應，提高療效。

薏苡仁的功效請參照第一九五頁。

◇其他功效

1. 美白。
2. 清暑生津。

◇備註

虛寒體質者不適合食用茯苓。

Note

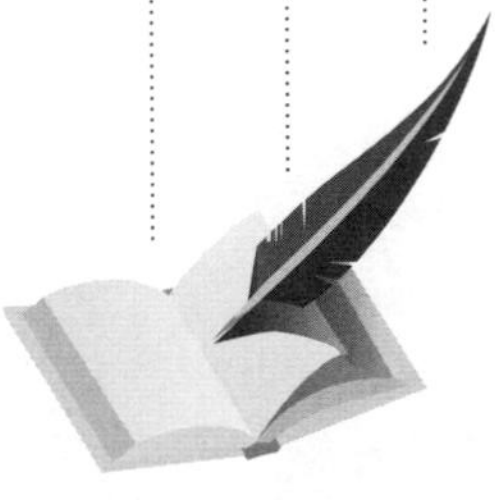

國家圖書館出版品預行編目（CIP）資料

超級蔬果綠拿鐵 / 素人天然食研究會作. -- 初版.
-- 新北市 : 世茂, 2019.11
面； 公分. --（生活健康 ; B473）

ISBN 978-986-5408-00-8（平裝）

1.食療 2.果菜汁 3.食譜

418.915 108014201

生活健康 B473

超級蔬果綠拿鐵

作　　者／素人天然食研究會
主　　編／楊鈺儀
編　　輯／陳怡君
封面設計／LEE
出 版 者／世茂出版有限公司
地　　址／（231）新北市新店區民生路 19 號 5 樓
電　　話／（02）2218-3277
傳　　真／（02）2218-3239（訂書專線）
（02）2218-7539
劃撥帳號／19911841
戶　　名／世茂出版有限公司
世茂網站／www.coolbooks.com.tw
排版製版／辰皓國際出版製作有限公司
印　　刷／傳興彩色印刷有限公司
初版一刷／2019 年 11 月

I S B N／978-986-5408-00-8
定　　價／280 元